Heinrich Zeeden
Anekdoten

Heinrich Zeeden

Anekdoten

im Spannungsfeld
von Homöopathie
und Lebensweisheit

Alle im Buch enthaltenen Angaben und Ergebnisse wurden vom Autor nach bestem Wissen erstellt. Sie erfolgen ohne jegliche Verpflichtung oder Garantie des Verlages. Er übernimmt daher keine Verantwortung und Haftung für etwa vorhandene Unrichtigkeiten.

Bei Anwendung der angegebenen Therapievorschläge übernimmt der Autor keine Verantwortung. Bei medizinischen Problemen sollte vor einer Therapie immer erst ein Arzt aufgesucht werden.

Poelring 26, 23560 Lübeck

Portraitfoto Dr. Heinrich Zeeden
Cover: Hängebrücke, Alex Azabache, unsplash /
Globuli, Bru-nO, pixabay / Frau am Steg, MeHe, pixabay

Bibliografische Information der Deutschen Nationalbibliothek:
Die Deutsche Nationalbibliothek verzeichnet diese Publikation in der Deutschen Nationalbibliografie; detaillierte bibliografische Daten sind im Internet über dnb.dnb.de abrufbar.

ISBN: 978-3-933036-30-8

Gesamtherstellung: ctv-verlag.de und buecher-traum.de

www.ctv-verlag.de
Henriette-Hirschfeld-Str. 11 | 23562 Lübeck
E-Mail: info@ctv-verlag.de | Telefon: 0451-7062772
Ansprechpartner: Carsten Tomkewicz
Auflagennummer: 2025-08 / 01

Für Maria und Netty

Einleitung

Während meiner Kurse über die Themen Homöo – Kinesiologie und Alphatechniken gibt es immer wieder Abschweifungen zu Themen, die zum Kurs passen, aber nicht zum Kurs gehören. Das bedeutet, es gibt Beispiele für homöopathische Mittel, aber auch zu Situationen anderer Art und zu literarischen Assoziationen, die ich dann immer gerne zum Besten gebe. Teilweise sind es aber auch Erkenntnisse, die noch nicht in meinen Büchern dokumentiert sind, wie der Umgang mit Karies, oder das wichtige Thema der Sterbebegleitung, oder auch einfach nur die Vorbereitung für Trennungen, die eines Tages unvermeidlich kommen werden.

Einige Gegebenheiten der Homöo – Kinesiologie werden etwas ausführlicher besprochen, wie die Entstehung der Linksdrehung, die später für Therapieresistenz sorgt, der Stirnstrich, unser tägliches Brot gewissermaßen, die Auswirkungen von hinderlichen Glaubenssätzen und die "gewalttätigen" Auswirkungen der sozialen Vererbung. Der Rosenthaleffekt mit seinen weitreichenden Implikationen wird dargestellt, und es gibt eine Aufklärung darüber, warum einige Menschen immer zu spät kommen, und wie man auch dieses Problem homöopathisch auflösen kann. Auch zum Thema „Úmschreibung nach Kuby (und Zeeden)" gibt es eine interessante Erfahrung, die das Überleben gesichert hatte.

Schließlich gibt es noch ein brisantes Thema, das uns alle betrifft: Wie kann man sein Leben so gestalten, dass man möglichst lange und gesund lebt? Mein Motto heißt ja: „Gesund bis zum letzten Atemzug". Hier gibt es zwei wissenschaftliche Arbeiten und Empfehlungen, die jeder leicht umsetzen kann.

Was macht man, wenn man sich selbst verletzt hat? Auch hierfür gibt es ein hoch akutes Beispiel, sodass man aus verschiedenen Perspektiven ganz verschiedene Themen findet, die hier in Form einer Anekdote, einer kurzen Erzählung Eingang in dieses kleine Opusculum (Büchlein, eigentlich: Werkchen) gefunden haben. Es ist also zu hoffen, dass für jeden Leser einige interessante Anekdoten dabei sind, die mit Erkenntnis verbunden sind, die ein Schmunzeln hervorrufen könnten oder sogar die Überprüfung der eigenen Einstellungen, der Haltung und der Lebensführung zur Folge haben könnten.

Für die bessere Lesbarkeit schreibe ich „der Patient" oder „mein Patient" und verzichte auf den Schrägstrich, um dann „die Patientin / meine Patientin" hinzuzufügen. Bei dem Ausdruck Patient / der Patient sind also auch alle Patientinnen gemeint.

Um die Identität meiner Patienten nicht Preis zu geben, wurden alle Namen abgeändert.

In diesem Sinne wünsche ich allen Leser:innen Erkenntnisse, ein humorvolles Schmunzeln und ein gutes Bauchgefühl beim Lesen.

Heinrich Zeeden,
Lübeck, den 21.04.2023

Vorwort von Christel Kretzer

Sie sind uns lieb und wert, unsere klar strukturierenden, nach den Buchstaben des Gesetzes unseres allseits verehrten Meisters Hahnemann arbeitenden Lehrer der Homöopathie.

Dr. Heinrich Zeeden zeigt uns in seinem neuen Buch, wie er die naturwissenschaftliche Betrachtungsweise zusätzlich noch mit dem Herzen auszudeuten vermag. Ich finde darin den Stein des Weisen, der die Brücke vollendet, die von den mit höchstem Wissen ausgewählten homöopathischen Energien zur Harmonie im leidenden Menschen führt.

Dr. Zeeden gibt mit seinen therapeutischen Geschichten viel Wissen an uns weiter, das er in jahrzehntelanger intensiver Forschung am Patienten erworben hat. Er lässt uns darüber hinaus Teil haben am Entstehen seiner eigenen Kreationen, die z.B. sogar durch den Unmut seiner Kinder gegen das Töten von Käfern für die Homöopathie und ihrer häuslichen Demonstration dagegen ihren Anfang genommen haben. Und wir alle profitieren von der neuen Art der Herstellung von wirksamen Energien, lassen Sie uns doch den damaligen „kleinen Demonstranten" dafür nachträglich noch herzlich danken.

Dr. Zeeden ermuntert uns, erst an unsere eigene Persönlichkeitsentwicklung zu denken, uns selbst und im weiteren Sinne unseren Ursprung zu finden. Die daraus gewonnene Kraft können wir dann einsetzen, um ein glückliches Leben für uns und alle, die unserem Herzen nahe stehen zu kreieren. Er gibt uns dazu so viele gute Beispiele, dass es leicht wird, mit Freude und empathischer Sympathie eine Neukonditionierung unseres Wesens zu erleben, unseren Fokus auf erwünschte Ziele zu richten und ein gut gelaunter, verzeihender, liebenswerter Ausdruck eines menschlichen Daseins zu werden.

Diese neue Haltung fördert Dr. Zeeden mit seiner nimmermüden Lust, uns Erkenntnisse zu vermitteln, die, in richtiger Weise mit seiner Homöo-Kinesiologie angewendet, zu einem Erblühen unserer Fantasie für eine schönere, liebevollere Art des Umgangs miteinander führen werden. Seine Lebensweisheit, seine so vielfältigen Begabungen, seine Liebe zu Mensch und Tier, die uns auch eine vorbeugende Behandlung bei drohendem Verlust eines geliebten Haustieres geschenkt hat, decken Bereiche des menschlichen Schmerzes ab, die bisher in der Homöopathie wenig berücksichtigt worden sind. Und der Körper wird diese Umstimmung dankbar honorieren.

Kann ich das alles lernen?, mag sich der Leser fragen.

Ich glaube: Jeder Mensch trägt diese Fähigkeit als Geschenk in sich. Es bedarf nur deren Erweckung durch Beispiele, die in uns die Sehnsucht fördern, diese Qualitäten ebenso meisterhaft auszubilden und anzuwenden wie uns das in diesem Buch voller Lebensweisheit auf so fröhliche Weise ins Herz gesenkt wird.

Christel Kretzer
22.04.2023

Inhaltsverzeichnis

3. Energie

4. Homöopathische Betrachtungen

5. Beispiele für homöopathische Mittel

1. Allgemeine Betrachtungen

1. Wie weit reicht die Selbstakzeptanz?

Eines Tages besuchte mich eine mir seit Jahren bekannte Patientin und startete mit den Worten: „Endlich habe ich es geschafft". Ich fragte, na, was hast Du denn geschafft? „Die Selbstakzeptanz, ich bin in die vollständige Selbstakzeptanz gekommen" - Ich gratulierte, super, das ist ja die beste Nachricht des Jahres, meinte ich hierzu.

Etwas nachdenklich geworden wegen der unglaublichen Eloquenz der Patientin dachte ich daran, mal vorsichtig nachzufragen, wie sich diese neu erworbene Selbstakzeptanz denn anfühlen würde. Und so fragte ich, und der Bauch ist auch akzeptiert? Nicht, dass sie einen dicken Bauch gehabt hätte, es war nur häufig der wunde Punkt von Frauen. „Der Bauch? Der ist natürlich nicht in die Selbstakzeptanz eingeschlossen".

Aha, dachte ich, nachfragen lohnt sich immer.

2. Können Patienten in der Narkose oder im Koma Gespräche mithören?

Ein Neuroradiologe erzählte mir einmal auf einer Wandertour durch Spiti in Nordindien folgende Geschichte: Er hatte einen cholerischen Chefarzt, als er in der Neurochirurgie Assistenzarzt war. Dessen Wut richtete sich vor allem während der täglichen Operationen gegen einen weiteren Assistenten, der den Namen Weißhuhn trug. Eine der öfters gehörten Schimpfreden dieses Chefarztes lautete: lieber Gott, lasse mir einen dritten Arm wachsen, damit ich mir nicht mehr von diesem idiotischen Assistenzarzt Weißhuhn assistieren lassen muss. Bei einer der nächsten Visiten fragte dann die Patientin den Chefarzt ganz ungläubig: „Haben Sie weiße Hühner im OP?".

Dieser Fall zeigt, dass es anscheinend auch während der Narkose, also der Anästhesie, möglich ist, Wörter oder Sätze aufzuschnappen, von denen wir meinen, dass sie die Patienten unmöglich hören könnten. Weitere Berichte über ähnliche Vorfälle sind nachzulesen bei Hans Killian in seinem Buch, „Hinter uns steht nur der Herrgott". Ein Buch über merkwürdige Fälle in der chirurgischen Abteilung der Universität Freiburg.

3. Was ist ein Euphemismus?

Wörtlich übersetzt heißt Euphemismus „Gut – Sagung", eine Abschwächung einer schlechten Gegebenheit, die eine guten Namen erhält. Das Wort „eu", altgriechisch, bedeutet gut, und „phämi" = sagen, „Phämismus" die Sagung, das gesprochene Wort, die Rede.

Ein klassisches Beispiel für Euphemismus ist das Schwarze Meer. Es heißt schwarz, weil viele Stürme schon viele Schiffe auf Grund sinken ließen, es ist ein gefährliches Meer mit Lebensbedrohung für die Schiffe. Im Griechischen heißt dieses Meer „Pontos euxeinos" - das gastfreundliche Meer. Warum? Um Poseidon, den Gott des Meeres, nicht zu kränken, wurde dieser Euphemismus für das schwarze Meer geschaffen.

Ähnlich verhält es sich beim Lebensbaum. Die Thujawälder in Schweden haben kein Unterholz, weil die giftigen Stoffe des Thujabaumes keine anderen Pflanzen zulassen. So wurde aus den dicht gedrängten Blättern des Abendländischen Lebensbaumes früher ein Trank gebraut, der geeignet war, Abtreibungen hervorzurufen. Genau genommen müsste diese Baum also Todesbaum heißen, weil er den ungeborenen Kindern den Tod bedeutete, aber weil Todesbaum so schlecht klingt, wurde er Lebensbaum genannt. Er steht aber heute auf jedem Friedhof. Ein klassischer Euphemismus.

4. Das Land, das Kupfer in seinem Namen trägt

Kupfer heißt auf lateinisch Cuprum, Homöopathen verwenden häufig das Cuprum metallicum oder eines der zahlreichen Kupfersalze, Cuprum aceticum, Cuprum sulfuricum,
Cuprum cyanatum.
Cuprum metallicum entspannt alle Muskeln und wird bei Muskelkrampf, Bronchialasthma und Epilepsie verwendet. Bei Herodot lesen wir, dass Sklaven, die in den Kupferminen des Altertums arbeiten mussten, abends mit einem Grünschimmer im Haar nachhause kamen – Kupferspan im Haar. Wo aber befanden sich diese Kupferminen im Altertum? Neben der häufiger gebrauchten Form cuprum gibt es die Nebenform cyprum für Kupfer. Somit ist Zypern die Kupferinsel, auf der Kupfer im Altertum abgebaut wurde.

Ein Arzt, der sich in der altgriechischen Kultur sehr gut auskannte, bekam eines Tages eine Patientin, die sich über den Grünschimmer in ihren Haaren beklagte. Sie hatte keine Ahnung, wo diese Grünspan Farbe herkommen konnte und fragte den Arzt um Rat.
Dieser erinnerte sich an seinen Herodot, an die Kupferinsel Zypern und an die grünlichen Haare der Bergarbeiter. Konnte in dem Haarshampoo der Frau Kupfer enthalten sein? Das wäre für ihn die naheliegendste Erklärung gewesen.

Bei der nächsten Konsultation brachte die Frau ihr Haarshampoo mit, und siehe da, es gab dort auch Kupfer als Bestandteil, sodass die grünliche Haarfarbe hierher rühren konnte. Nachdem die Patienten das Haarshampoo gewechselt hatte, war der Grünschimmer weg und das Problem gelöst.

5. Müssen anatomische Vorstellungen korrekt sein?

Sabine hat Myome, die sie gerne los werden möchte. Hierfür fanden wir am 09.10.2022 bei einem Kurs in Sinntal die Mittel Hormon Komplex Z, Musculus D 30, Myomauflösung D 30 und alle Meridiane D 30.

Nach dem Stirnstrich testeten wir, ob die Myome noch da waren: Energetisch waren sie bereits verschwunden.

Anatomische Vorstellung und Intention

Sabine meinte, Myome seien Zysten, aus denen man nur das Wasser entfernen muss, um die „Myome" zum Verschwinden zu bringen. So hatte sie jedenfalls ihre eigenen Myome behandelt: Sie stellte sich eine Spritze vor, deren Nadel in der „Myomblase" saß, und nachdem sie die „Myomflüssigkeit" herausgezogen hatte, waren auch die Myome weg.

Obwohl sie also anatomisch nicht die korrekten Kenntnisse hatte (Zysten sind flüssigkeitsgefüllte Blasen, Myome sind reine Muskelknoten), konnte sie einen guten therapeutischen Erfolg erzielen, weil sie einen korrekten und wirksamen Impuls für die Myomauflösung gegeben hatte. Die Anatomie ist also nicht alles, sondern die Intuition, die Absicht, der mentale Impuls, der Impetus entscheidet darüber, ob wir einen Erfolg haben oder nicht.

Hierzu erzählte ich noch eine Geschichte aus den tibetischen Weisheitsgeschichten, die der Autor Surya Das dankenswerterweise zusammengestellt hat. Der Sohn einer gläubigen Tibeterin trieb Handel zwischen Tibet und Indien.

Nachdem er dreimal vergessen hatte, seiner Mutter eine Reliquie des Buddha aus Bodh Gaya mitzubringen, fiel ihm dieser Fehler wenige Kilometer vor Erreichen seines Zuhause wieder ein. Er brach einem toten Hund einen Zahn aus dem Mund, und brachte ihn der Mutter mit der Bemerkung, das sei ein Zahn von Buddha. Die Mutter verehrte den Zahn so intensiv, dass er bläulich zu leuchten begann, die Nachbar kamen alle, um das Leuchten ebenfalls zu sehen, und so wurde aus dem tibetischen Heim eine Pilgerstätte.

Was ist Realität? Die Intention, der Glaube, die religiöse Innigkeit hatten dem vermeintlichen Buddhazahn alles an Wunder und Helligkeit verliehen, was ein Zahn hergibt. Ob nun von Buddha oder einem Hund, wer würde sich nachträglich dafür interessieren? Es kommt auf unsere Absicht an, nicht auf die konventionelle Realität.

6. Wie löst man Kränkungen auf?

Eine Frage, die sich jeder Mensch stellen dürfte, da wir alle ohne Ausnahme gekränkt sind. Zur Auflösung von Kränkungen gehört Vergebungsarbeit. Diese lässt sich leichter bewerkstelligen, wenn wir uns eine Überlegung nahebringen.

Falls eine Kränkung an einem Tag der Gegenwart stattfindet, fragen wir uns, ob diese Kränkung am Ende unseres Lebens, in unserer letzten Stunde, bei der Betrachtung unserer Lebensbilanz, noch eine Rolle spielen würde. Wir kommen alle übereinstimmend zu dem Ergebnis, für die Lebensbilanz hat eine einzelne Kränkung nicht die geringste Bedeutung. Falls es also bei der Bilanz keine Bedeutung gibt, wie kommen wir dazu, dieser Kränkung heute ein so erhebliches Gewicht zuzusprechen, wo das Gewicht am Ende doch bei Null liegt? Falls wir diese Überlegung anstellen, kollabiert die Kränkung und verschwindet, ohne dass wir viel dazu beitragen müssen.

Das ist die philosophische Auflösung von Kränkungen – durch einen wichtigen Gedankengang.

Dann erkundigen wir uns natürlich noch nach der größten Kränkung im Leben unseres Patienten. Falls wir diese auffinden können und auflösen können, würden alle nachfolgenden Kränkungen an Kraft und Bedeutung verlieren, und wir nähern uns unserem Ziel, die Kränkungen aufzulösen.

Homöopathisch unterstützen wir dieses Vorhaben durch die Mittel Ignatia D unendlich, Staphisagria D unendlich, kleiner Bär sc D unendlich und durch Vergebungskomplex Z.

7. „Wir sind gegen Homöopathie“

Als ich eines Tages nach Hause kam, traten mir alle drei Kinder, Arm in Arm, wie bei einer Demonstration, entgegen und schrien alle durcheinander, aber immer den gleichen Spruch: „Wir sind gegen Homöopathie“. Ich war ziemlich perplex, weil ich dachte, die Kinder hätten mit ihren 8, 10 und 12 Jahren schon begriffen, dass sich hinter der Homöopathie ein besonders wirksames Heilsystem befindet.

Als die Demonstration dann zu Ende ging und wir in die Diskussion eintreten konnten, worum es denn hier genau ging, erklärte mir Deborah, dass sie in dem bebilderten Buch über Homöopathie auch einen Käfer, eine spanische Fliege gefunden hätte. Natürlich sprach sie sich mit ihren beiden Brüdern ab, die dann ebenfalls befanden, das gehe ja gar nicht, einen Käfer für homöopathische Zwecke zu töten. Das Argument, ein Käfer liefert den Stoff für viele tausend Globuli, zählte überhaupt nicht. Töten ist Umbringen, und das sei nicht akzeptabel.

Also, ich hatte schlechte Karten, meine Statistik täuschte die Kinder nicht, dass es hier um die Verwendung von Tieren zu Gunsten der Gesundheit ging. Bei der Frage, werden die Tiere nun umgebracht oder nicht? Musste ich klein beigeben. Das Umbringen ließ sich also nicht verharmlosen.

Dieser kleine Aufstand, der Gerechtigkeit forderte, Tiere genau so sorgfältig zu behandeln wie Menschen, brachte mich letztlich auf die Idee, dass radionisch hergestellte Mittel dieses Problem des Tötens lösen könnten. Diese Herstellungsweise geht nur mit Hilfe von Energie, aber ohne physische Grundlage, wenn man Bleistift und Papier einmal als Energie betrachtet und nicht als Material, das die Grundlage für Energie hergibt.

Das war der Startpunkt für die radionische Herstellung von homöopathischen Mitteln, die später über eine Apotheke bewerkstelligt werden konnte.

Eine tolle kleine Demonstration mit großen Folgen in der Zukunft.

8. Wie man am besten stirbt

Zu Beginn meiner Therapie hatte ich meine Patienten gefragt, ob sie lieber mit Angst oder mit Begeisterung sterben wollen. Da beide Richtungen für sie nicht attraktiv schienen, konnten sie diese Frage nicht beantworten.

Also nahm ich meine Begeisterung zurück und fragte dann mit weniger Enthusiasmus: Wollen Sie lieber mit Angst oder mit Zufriedenheit und Ausgeglichenheit sterben? Das war schon leichter zu beantworten.

Mein Bild, das ich von Sterbenden habe, sieht ungefähr so aus:

Der Patient liegt auf seinem Sterbebett, intuitiv weiß er auch, dass er von diesem Bett nicht mehr aufstehen wird. Da er nicht weiß, wie es hinter der Todespforte aussieht, hat er Angst. Die Angst vor dem Unbekannten. Die Angst, alle Pfarrer und Priester könnten sich geirrt haben. Die Angst, für seine Taten zur Verantwortung gezogen zu werden, die überwältigende Angst vor etwas Unvermeidlichem, was der Patient gerne vermeiden würde. Diese Ängste schnüren ihm das Herz zu, die Atmung wird unregelmässig, er gerät in Panik und kann sich aus diesen Schlingen der Angst kaum befreien. Eine wohltuende Hand, die seine Hand hält, fehlt ihm, und so fühlt er sich einsam, alleine gelassen, hilflos seinen Ängsten ausgeliefert. Zu Corona Zeiten fehlte ihm auch die Möglichkeit, seine Angehörigen, besten Freunde und Freundinnen um sich zu versammeln.

Beide Hände sind zu Fäusten geschlossen. In der rechten Hand hält er den Geldbeutel fest, den er gerne mitnehmen würde. In dieser Hand liegt also sein Lebenswerk, seine Verdienste im übertragenen und im pekuniären Sinne. Er hängt an seinem Lebenswerk und hält es deshalb fest.

In der linken Hand hält er seine Familienmitglieder, seine Kinder, seine Enkel, seine Freundinnen und Freunde und die Menschen fest, die ihm ans Herz gewachsen sind oder ihm wenigstens nahe stehen. Vielleicht steht einer von diesen Menschen neben seinem Bett und sagt ihm, Du kannst doch nicht gehen, wir brauchen Dich noch. Unbewusst wird also sein Hängen am Leben noch gefördert.

Mit der Angst und dem Festhalten stirbt es sich schlecht.

Wenn wir dem sterbenden Menschen helfen wollen, lösen wir seine Angst auf mit dem Mittel Arsenicum album D 100 Mio. Sein Festhalten können wir in Auflösen und in Loslassen verwandeln, wenn wir ihm Stramonium D 100 Mio. als Globuli geben oder ihm dieses Mittel einstreichen. Falls er die Angst loslassen kann, die Fäuste öffnen kann, und sich im Sinne von Elisabeth Kübler-Ross in seine letzte Phase begeben kann, in die Akzeptanz, dass am Ende des Lebens der Tod steht und auch nicht schlimmer ist als die Geburt, dann kann er sich völlig entspannen.

Damit er jetzt noch ein seliges Lächeln aufsetzen kann, das, was ihm den Übergang zu einer angenehmen Phase seines Lebens machen kann, gibt es noch ein drittes Mittel: Fröhliches Sterben D 30. Das befähigt ihn, jetzt mit einem Lächeln dem entgegenzusehen, was er noch nicht kennt. Diesem kann er jetzt vertrauensvoll entgegen gehen, loslassen und in seinen letzten Atemzug eintreten.

9. Aus der Sicht des Arbeitgebers

In den letzten vier Jahren meiner Kliniktätigkeit hatte ich einen sehr tüchtigen Oberarzt, Herrn Dr. Brückl. Mit diesem erörterte ich morgens nach der Besprechung bei einer Tasse Kaffee das Tagespensum, die Themen der anstehenden Sitzungen oder auch Persönliches. Meistens waren es schwierige Patienten, die uns beschäftigten.

Eines Tages bekamen wir einen Patienten aus unserer Nachbarabteilung der Psychosomatik zur Konsultation zugewiesen. Die Fragestellung war seine Gewichtsabnahme.

Dieser Patient hatte also in 12 Monaten 15 Kilogramm seines Körpergewichtes verloren. Bei allen in diesem Jahr konsultierten Ärzten konnte keine Ursache für diese massive Gewichtsabnahme gefunden werden, obwohl alle entsprechenden Untersuchungen gemacht worden waren. Letztlich meinte der Hausarzt, wenn man nichts findet, muss es ja wohl etwas Psychisches sein, also schickte er ihn in eine psychosomatische Rehabilitationseinrichtung, die Wahl fiel somit auf die Kinzigtalklinik in Bad Soden – Salmünster.

Wir sprachen also darüber, dass vermutlich ein Tumor die Ursache sein müsse, der nicht immer leicht zu finden ist. Also veranlasste Dr. Brückl eine Tomografie von der Halswirbelsäule bis zum Steiß. Bei dieser Tomografie war aber der Hals nicht zu sehen, die Tomografie war einfach nicht vollständig gelungen. Also schickten wir den Patienten ein zweites Mal nach Gelnhausen, und dieses Mal wurde auch die Halswirbelsäule mit erfasst.

Dr. Brückl hatte bei der körperlichen Untersuchung einen Lymphknoten unterhalb des Kinns getastet, der letztlich auffällig war, weil er dort nicht hingehörte.

Als wir jetzt noch das Ergebnis der Halswirbelsäulen Tomografie (der Röntgenaufnahme in Scheibchenform) bekamen, stellte sich heraus, dass es mehrere geschwollene Lymphknoten im HWS Bereich gab, die nur einem Lymphom, einem Lymphknotenkrebs zuzuordnen waren. Wir hatten mit etwas Mühe, aber doch schnell und eindeutig die Diagnose stellen können, Gewichtsabnahme durch ein Lymphom. Nur durch ein Stück Hartnäckigkeit bei der Diagnostik war das möglich gewesen. Ein Lob dem tüchtigen Dr. Brückl, der hier in der Rehabilitation die lebenswichtige Diagnose stellen konnte, die außerhalb bei allen anderen Stellen übersehen worden war. Ein Lob für unsere Klinik. Ich klopfte ihm auf die Schulter.

Der Träger unserer Klinik war der zweitgrößte Arbeitgeber von Hessen, nach den Opelwerken in Rüsselsheim. Es war die Landesversicherungsanstalt, die uns und viele andere Kliniken mit Geschick und Augenmaß beaufsichtigte und für eine ausgewogene Diagnostik und Therapie sorgte, die Kliniken auch mit allem Nötigen ausstatteten.

Bei einer Fortbildungsrunde konnte also Dr. Brückl diesen interessanten Fall neben weiteren Fällen vorstellen, in denen wir – die Rehaklinik in Bad Soden – Salmünster – zu der Diagnose beitragen konnten, die anderweitig nicht gestellt werden konnte.

Etwas lapidar gesprochen, bekam Dr. Brückl eine Kopfnuss statt ein Lob. Unsere Kliniken wären nicht zur Diagnostik da, sondern dazu, wirtschaftlich, rational und effektiv zu behandeln. Die Diagnostik sei Sache des Hausarztes, der hinzugezogenen Fachärzte oder ggf. der Universitätskliniken. Wir hätten hier unsere Kompetenz deutlich überschritten und vermeidbare Kosten verursacht. So verschieden können Ansichten sein.

10. Die Wut der Onkologen auf die unfolgsamen Patienten, Gelnhausen - Vorsicht oder Wagnis

In Gelnhausen nahm ich regelmäßig an den onkologischen Besprechungen teil, bei denen auch unsere Patienten aus Bad Soden – Salmünster beurteilt wurden, wenn hier Entscheidungen gefällt werden sollten. Es gab hier ein Forum, bei dem mehrere onkologisch gebildete Ärzte, die Chef- und Oberärzte der Klinik in Gelnhausen und Gäste wie ich an einem Tisch saßen, um bei schwierigen Fällen eine gemeinsame erfolgversprechende Richtung zu finden.

Das Klima war entspannt und kollegial, es gab keine konkurrierenden Gefühle, sodass man sich wohl fühlen konnte.

Diese Entspannung wurde bei einer Sitzung durch einen behandelnden Arzt gestört, der sich in Rage redete. Es ging um einen Tumorpatienten, der nach der Chemotherapie nur noch sehr wenige Thrombozyten – Blutplättchen – hatte, nämlich zwischen 5000 und 10.000. Hier bestand also bei der geringsten Verletzung eine große Blutungsgefahr, und alle hatten Angst, der Patient könnte nach einer Bagatellverletzung viel Blut verlieren, weil die Blutstillung nicht funktionierte. Genau genommen war auch die Gefahr am Horizont zu erkennen, dass ein Patient ohne Hilfe verbluten konnte.

Dieser Patient, der gar nicht anwesend war, sondern bei dem wir über die Erfolg versprechendste Therapie sprachen, hatte sich am Wochenende beim Pförtner abgemeldet, um sich ein freies Wochenende in Fulda zu genehmigen, der nächsten größeren Stadt von Gelnhausen aus gesehen, wenn man Frankfurt außer Acht lässt.

Der behandelnde Arzt redete sich also in Rage, weil der Patient aus seiner Sicht völlig unverantwortlich handelte, indem er sich aus dem Bereich der Klinik entfernte.

Aus meiner Sicht, die gar nicht gefragt war, schien es mir gar keine schlechte Idee, in den letzten Tagen des Lebens, die es ja leicht sein konnten, bei einem fortschreitenden Tumorleiden, sich noch einmal aufzuraffen und die Welt zu genießen, bevor es (demnächst) vorbei sein würde. Und ob er dann in Fulda verblutete, gewissermaßen hierdurch schmerzlos starb, oder im Rahmen seines fortschreitenden Tumors vielleicht eine längere Leidenszeit durchzustehen hatte, schien ihm ziemlich egal zu sein. Innerlich konnte ich ihm jedenfalls zustimmen, die Lebensqualität, die ihm noch zur Verfügung stand, auszukosten.

Vorsicht oder Wagnis – das war hier die Frage, die von Patient und behandelndem Arzt völlig verschieden beantwortet wurde.

11. Seid Ihr noch zusammen, oder habt Ihr schon geerbt?

Diese provokante Frage wird an Geschwister gerichtet, die sich im Rahmen einer Erbengemeinschaft – einer Zwangserbengemeinschaft meine ich eigentlich – oft auseinander driften, auch wenn sie sich ein Leben lang gut verstanden haben.

Da ich mich mit vielen Patienten darauf verständigt habe, „nur" Gefühle zu behandeln, zusätzlich zu den konventionellen Beschwerden natürlich, wäre die Frage, wie fühlt sich jeder einzelne bei der Teilung eines Erbes, durchaus gerechtfertigt.

Angenommen, es wären 100.000 Euro zu vererben an fünf Geschwister. Jeder bekommt genau 20.000 Euro. Wie fühlt sich jeder einzelne? Natürlich fühlt sich jeder benachteiligt und zu kurz gekommen.

Nr. 1, der Älteste hat sich nie um die Eltern gekümmert, dem würde also genau genommen weniger zustehen, als den vier jüngeren Geschwistern, die sich um beide Eltern zu Lebzeiten in den verschiedensten Weisen gekümmert haben.

Nr. 2 hat also beide Eltern im jeweils letzten halben Jahr gepflegt, hat somit Zeit und Geld geopfert, um für die alten Eltern da zu sein. Nur 20.000? Viel zu wenig.

Nr. 3 hat an den Renovierungen der Mietwohnung aktiv teilgenommen, hat Zeit, Geld, Material und für die Besorgung des Materials viel hineingegeben. Die Eltern wussten das zu schätzen und sagten damals, noch zu Lebzeiten, super, dann bekommst du etwas mehr vom Erbe.

Leider waren das nur mündliche Versprechen, also genau genommen auch nur Absichtserklärungen, die aber im Unterbewusstsein von Nr. 3 sehr tief verankert waren und mit einer schönen Erwartungshaltung verknüpft wurden, sodass die Enttäuschung, „nur gleichviel zu bekommen wie jene, die nichts getan haben" sehr groß und tief war. Als Nr. 3 das beim „Erbteilungsgespräch" zur Sprache bringt, wird er nur ausgelacht. Die Kränkung durch die Eltern und jetzt noch durch die scheinbar höhnisch lachenden Geschwister wird so groß, dass er die Eltern und die Geschwister zu hassen beginnt.

In seinem gekränkten Hinterkopf rechnet er noch einmal aus, was ihn die ganze Renovierung der Mietwohnung gekostet hat – ca. 5000 Euro. Das bedeutet, jedes seiner Geschwister schuldet ihm genau genommen noch wenigstens 1000 Euro, damit er auf seine Kosten kommt, die Arbeitszeit gar nicht gerechnet.

Nr. 4 war der Liebling der Eltern und hatte schon zu Lebzeiten immer wieder Geld zugesteckt bekommen, auch größere Beträge, sodass er schon zu Lebzeiten das gemeinsame Erbe für alle Geschwister heimlich, ungerechterweise aus Sicht der anderen, ohne schriftliche Hinterlassenschaften, das Erbe abgeschöpft hat und jetzt noch volle 20.000 bekommt.
Unverschämt. Er wurde erst von den Eltern bevorzugt behandelt, und jetzt bekommt er auch noch gleichviel wie jene, die sich krumm gelegt haben und etwas geleistet haben. Die Welt ist der ungerechteste Ort, den man sich vorstellen kann.

Nr. 5 war vor Ort und organisierte alle Fahrten mit dem eigenen Auto, wenn Fahrten zum Bahnhof, oder zu Arztterminen außerhalb des Städtchens anstanden. Einerseits vom Kostenaufwand gut zu verkraften, aber vom Zeitlichen her oft schmerzhaft. Eigentlich steht Nr. 5 noch wenigstens 5000 Euro zu, wenn man den Fahrdienst – Sprit und Zeit – der letzten 10 Jahre berücksichtigen würde. Mit 20.000 ist er jedenfalls schlecht bedient. Da die Geschwister auf solche „Extratouren" gar nicht eingehen wollen oder können, beschließt er, seinen Groll hinunter zu schlucken und es den Geschwistern bei der nächsten passenden Gelegenheit heim zu zahlen.

Die Gefühle

Also, da denke ich als Lebensberater für die zerstrittene Erbengemeinschaft, endlich einmal eine gerechte Erbteilung, jeder bekommt gleich viel, und was passiert? Jeder ist unzufrieden, fühlt sich benachteiligt und zu kurz gekommen, wie soll man denn in diese verfahrene Situation wieder Frieden bringen? Angenommen, das Geld würde jetzt anders verteilt, würde ich an der Unzufriedenheit etwas ändern? Auf keinen Fall, also andere Beträge aushandeln würde die Lage und den Stress allenfalls nur verschärfen.

Die Friedenspille

Wir analysieren erst einmal die Gefühle in unserer vorgestellten zerstrittenen Familie.

Nr. 1 hat nichts getan, bekommt aber trotzdem den gleichen Anteil. Welche Gefühle könnte er haben? Allenfalls ein **schlechtes Gewissen**, dass er mit „heiler Haut" davon gekommen ist. Natrium chloratum D 1000.

Nr. 2 = Pflege der Eltern, viel Einsatz wenig Lohn, Enttäuschung, Gefühl, betrogen worden zu sein. Ignatia D unendlich (Enttäuschung), Stramonium D 30 (Gefühl wie Betrug).

Nr. 3 = Hilfe bei Renovierungsarbeiten, viel Einsatz, leere Versprechungen, Enttäuschung, Ablehnende Haltung den anderen, ignoranten Geschwistern gegenüber. Ignatia D unendlich, Acidum nitricum D unendlich (ablehnende Haltung).

Nr. 4 = Liebling, bekam immer etwas zugesteckt. Stolz darauf, am besten weg zu kommen. Verachtung der anderen, die es nicht verstanden hatten, sich bei den Eltern lieb Kind zu machen. Stolz und Überheblichkeit, Arroganz = Platinum metallicum D 1000.

Nr. 5 = Taxiersatz, Extrafahrten. Einsatz gezeigt. Enttäuschung, Gefühl verraten zu werden. Enttäuschung = Ignatia D unendlich, Verrat = Stramonium D 30.

Alle haben einen Knoten im Magen, weil sie sich falsch beschenkt und für ihren Einsatz falsch belohnt fühlen. Für diesen Gordischen Knoten gibt man
Familienaufstellung D 1000,
Stramonium D 100 Mio. (Loslassen),
Harmonie Komplex Z, Zuversichts Komplex Z, Selbstwert Komplex Z.

Diese allgemeinen Mittel helfen, die richtige Haltung im Leben einzunehmen, Forderungen zurückzustellen, das Gespräch mit den Geschwistern nicht abreißen zu lassen und konstruktive Lösungen zu suchen. Schließlich gibt es ja nicht nur Geld, sondern auch Teppiche, Schränke, Bücher, Wertsachen wie Schmuck und alte Uhren etc.

Dankt man an den Haltungskomplex, würde man in die Runde fragen: Braucht jemand das Geld, das hier verteilt wird? Nein? Jeder hat seinen eigenen Beruf und sein eigenes Einkommen? Dann dürfte es ja auch keine Unzufriedenheit geben, denn das Erbe wäre dann ein „Geschenk", ein „Zubrot", das je nach Lebensstil der Eltern größer oder kleiner ausfallen kann.

Wie entsteht Neid?

Auch dazu habe ich mir eine kleine Geschichte erfunden.

Zwischen 1990 und 2010 war ich Chefarzt in den beiden Kliniken Benediktusquelle in Selters und in der Kinzigtal Klinik in Bad Soden – Salmünster. Alle Assistenten, Oberärzte und Co – Chefärzte fuhren neuere, teurere und schnellere Wagen als ich mit meinem 1998 zugelassenen Golf 3, der schon mehrere hunderttausend Kilometer auf den Reifen hatte. Einen Buckel bei meinem dunkelgrünen Auto gibt es ja nicht.

Falls jemand das Gerücht ausstreuen würde – Zeeden ist heute mit einem nagelneuen Mercedes gekommen – würde sich das Gerücht in Windeseile verbreiten, alle würden neidisch werden, dass ein kleiner homöopathisch infizierter internistischer Chef es wagt, mit einem großen, protzigen, Achtung heischenden Wagen vorzufahren. Alle würden den Neid spüren, und keiner würde nachsehen auf dem Parkplatz, mit was für einem Fahrzeug ich die 45 km täglicher Anreise bewältigt haben würde.

Erst beim Kaffee nachmittags würde einer fragen – und was hat das Auto gekostet? Und welche Farbe? Lass uns doch mal nachsehen.

Sie würden jetzt sehen, aha, immer noch sein alter Golf, dann war das wohl eine Fehlanzeige mit dem Benz, eine Zeitungsente, und alle würden erleichtert aufatmen und den Neid langsam wieder an die frische Luft lassen, nachdem er die Gesichter meiner Kollegen und Angestellten grün gefärbt hatte.

Also, Neid entsteht sehr schnell, und die Trennung von diesem hässlichen Gefühl dauert lange. Genau so ist es mit dem Ärger, der schnell entsteht, der aber nicht so schnell wieder wegzuschicken ist.

12. Beispiel für hinderliche Glaubenssätze

Ein hinderlicher Glaubenssatz: „Wenn ich aufhöre zu rauchen, bekomme ich einen Lungenkrebs." Durch die dreifache Erfahrung am Arbeitsplatz hatte sich dieser hinderliche Glaubenssatz bei einem Patienten gebildet, sodass er als „Nebenwirkung der Raucherentwöhnung" das Krebsgeschehen gesehen hat. Daher hatte er kein Interesse an einer Raucherentwöhnung. Aber er hatte das unstillbare Verlangen, über seine Erfahrung mit Ärzten zu sprechen, da er dachte, das wäre wichtig für viele andere Patienten, die sich mit dem Gedanken trugen, das Rauchen ernsthaft aufzugeben.

Dieser nette Mann wurde also von den Orthopäden zu mir überwiesen mit der Auflage „Raucherentwöhnung", die ich damals als einziger Arzt in der Kinzigtal Klinik durchführte.
Hierzu nahm ich die Ohrakupunktur mit drei Dauernadeln in Anspruch und das homöopathische Mittel Opium C 1000 für die Sucht und Tabacum D 30 oder D 200 für das Nikotin. Zusätzlich kam oft noch Corpus callosum D 30 in Betracht, der Balken, der die beiden Hirnhälften verbindet.

Als der Patient eingetreten war, fragte ich ihn hoffnungsvoll: „Sie wollen sich also vom Glimmstengel verabschieden?" - Nein, auf keinen Fall. - „Warum sind Sie dann hergekommen?" - Ich möchte mit Ihnen über die Nebenwirkungen der Raucherentwöhnung sprechen. - Ich dachte bei mir, oh je, da kommt einer, der nur reden möchte, die reinste Zeitverschwendung. - „Sie möchten darüber sprechen, wie die Entzugserscheinungen aussehen, und wie man sie vermeiden kann? Jachter nach der Zigarette, Gewichtszunahme und solche Dinge?" - Nein, keineswegs. Ich möchte mit Ihnen über die richtigen und wichtigen Nebenwirkungen sprechen.

Ich hatte keine Ahnung, was er damit meinen konnte. Immer noch an Zeitverschwendung denkend fragte ich ihn: „Was wollen Sie mir denn genau erzählen?" - Und dann legte er los. Drei seiner Mitarbeiter in einem größeren Industriewerk hatten das Rauchen aufgegeben und anschließend Lungenkrebs bekommen. Das sei ja ziemlich unbekannt, aber doch sehr störend. Aus diesem Grunde möchte er auf keine Fall aufhören zu rauchen, denn dann bekäme er ja sicherlich auch anschließend an die Raucherentwöhnung Lungenkrebs. Das möchte er auf jeden Fall vermeiden. Ob diese Nebenwirkung schon wissenschaftlich erforscht wäre?

„Ich dachte, gerade, um den Lungenkrebs zu vermeiden, hört man auf zu rauchen?" - Ja sagte er, aber es kann auch genau das Gegenteil eintreten. Das war mir in der Tat völlig neu. Ich fragte ihn, wie er sich das denn vorstellen würde, erst hört man auf zu rauchen, dann kommt der böse Krebs? Auch hierzu hatte er sich eine sehr schöne und anschauliche Vorstellung zurecht gelegt, die seinen hinderlichen Glaubenssatz sehr schön illustrierte.

„Wie repariert man Straßen mit Schlaglöchern? Indem man Teer in die Löcher kippt und diese verschließt und somit gerade macht." - Soweit hatte ich alles gut verstanden. - Und in den Bronchien, in den Luftröhren der Lunge ist es anscheinend so ähnlich. Immer wieder braucht man den Teer der Zigarette, um die Löcher in den Luftröhren zu verschließen, in denen die bösen Krebszellen wohnen, damit sie nicht heraus können und einen Lungenkrebs verursachen. - Das klang sehr überzeugend, und ich muss gestehen, ich war von dieser Geschichte schwer beeindruckt. - Ich fragte, ob wir uns einmal über seine Glaubenssätze unterhalten wollten? - Auf keinen Fall, er wollte mir nur sagen, wie gefährlich eine Raucherentwöhnung sein kann. - Bei diesem Patienten hatte ich gelernt, wie man sich hinderliche Glaubenssätze zurecht legt, eine Geschichte dazu erfindet und bei seiner Sucht bleibt, um zu überleben.

13. Stirnstrich im Einsatz

Eines Abends im Jahre 2021 hatte ich im Toaster zwei Brötchenhälften heiß gemacht, geröstet, und anschließend dachte ich, ich müsste einmal die heißen Metallplatten anfassen. Was ich damit erreichen wollte, konnte ich anschließend nicht mehr erinnern. Vermutlich war es reine Schusseligkeit. Der Effekt war enorm, es gab eine sofortige Schmerzreaktion im Rahmen einer heftigen Verbrennung. Ausgerechnet noch am linken Zeigefinger, den man ja auch ständig braucht. Da ich keine Lust auf eine Verbrennung hatte, die mich vermutlich über mehrere Tage behindern würde, kam ich auf die Idee, meine Verbrennung mit Cantharis zu behandeln. Das hätte mir auch jeder klassische oder anderweitig tätige Homöopath geraten. Aus dem ff. (ff steht für „hier und die folgenden Seiten", gemeint ist: Weiß hier Bescheid und in weiteren Dingen ebenfalls).

Aber jetzt die Frage – welche Potenz ? Akute Verbrennung – D 4, D 6? Oder doch eher D 12 oder D 30? Und gibt man das dann als Einmaldosis, oder alle 15 Minuten, oder doch eher alle 5 Minuten? Der Schmerz war ja sehr heftig, und 5 Globuli und dann eine Stunde warten, nein, das kam mir mit der Heftigkeit der Beschwerden nicht entgegen.

Ich lasse die Katze aus dem Sack. Ich strich mir fünf Minuten dauerhaft und nur mit ganz kurzen Unterbrechungen ein: Cantharis D 30, D 200, D 1000, D100.000, D 100 Mio. und D unendlich, und dann das Ganze von vorne, insgesamt vielleicht 20, 30 oder sogar 40 Male hintereinander.

Und nach 15 Minuten war das Wunder geschehen, es gab keine Blase, kein Nekrose, keine dunkle, sondern nur eine leicht gelbliche Verfärbung, kein Ödem, kein Schmerz, nur das Gefühl, die Stelle sei etwas weniger sensibel oder ein bisschen taub.

Dieses Gefühl hatte ich mehrere Tage, ohne dass es gestört hätte. Danach fiel die kreisrunde Stelle der Haut mit wenigen Millimeter im Durchmesser ab und es resultierte eine Restitutio ad integrum, eine vollständige Erholung zum Gesunden.

Warum diese Banalität erzählen? Wir wissen ja alle, dass der Stirnstrich wirkt. Aber wie handhabt man diesen im akuten Falle? Man zählt nicht, sondern man streicht alle Potenzen des passenden Mittels ein, bis der Schmerz verschwunden ist.

14. Wann entsteht die Linksdrehung?

Im Jahre 2014 erkannte ich endlich, mit welchem Mittel wir die Therapieresistenz durchbrechen können, mit Rechtsdrehung D 1000. Viele Patienten kommen ja mit Beschwerden, die sie seit mehr als einem Jahr haben, manchmal sogar länger als eine Dekade. Bei diesen Patienten kann man zwei Dinge annehmen: Einmal sind sie therapieresistent, denn die meisten haben ja schon alles Mögliche versucht, um die Beschwerden (wie Herzdruck oder Erkältungsneigung) los zu werden und haben viele Ärzte, Heilpraktiker und Heiler besucht. Hier würde man also einmal eine Therapieresistenz annehmen oder die Diagnose wurde nicht gefunden, oder es war eine Beschwerde, wie Schluckauf, die nicht im Lehrbuch steht.
Das zweite was wir annehmen können, ist ein hinderlicher Glaubenssatz, der sich nach und nach wie von selbst einstellt: Der Patient glaubt, niemand könne ihm helfen. Das entspricht ja auch genau der Erfahrung, die er in den letzten Jahren gemacht hat.

Beide Momente, die Therapieresistenz und auch der hinderliche Glaubenssatz, „Mir kann keiner helfen" sind erhebliche Hindernisse für eine Therapie.

In aller Regel können wir die Therapieresistenz mit „Rechtsdrehung D 1000" beheben, wie viele Fälle in meiner Praxis gezeigt haben.

Eine Frage stellte sich aber auch im Laufe der Zeit: Wie entsteht eine Linksdrehung, die für die Therapieresistenz verantwortlich ist, und wie könnte diese aussehen?

Die meisten Patienten – eigentlich alle – merken nichts von dieser Linksdrehung, weil sie unsichtbar ist und auch nicht gefühlt oder gespürt werden kann. Ähnlich, wie wir auch andere Änderungen in unserer Aura, unserem Magnetfeld nicht bemerken.

Anscheinend wird durch eine „länger andauernde missliche Situation" unterhalb der Traumaebene eine Linksdrehung ausgelöst. Der Patient weiß meistens selbst nicht, welche Schwierigkeiten zur Linksdrehung geführt haben. Im kinesiologischen Test können wir das aber einigermaßen genau erfahren. Wir gehen an der Zeitschiene zurück und fragen, wann die Linksdrehung entstanden ist. „Bei der Geburt? - Nein. Im ersten bis 5. Lebensjahr? Nein. Im 6. bis 10. Lebensjahr? Nein. Im 11. - 20 Lebensjahr? Ja. Im 21. Lebensjahr bis zur Gegenwart? Nein." Das wären die Fragen, die wir stellen können, um eine kinesiologische Antwort zu erhalten.

Haben wir das 11. bis 20. Lebensjahr „lokalisiert" (wobei die Zeit keinen Ort kennt und keinen „Lokus" hat, und somit genau genommen semantisch auch nicht lokalisiert werden kann), fragen wir jedes Jahr ab. „Es geschah im 11. Lebensjahr? Ja – im 12. bis 20. Lebensjahr? Nein".
Wir haben also das 11. Lebensjahr gefunden, in dem bei dem Patienten die Rechtsdrehung in eine Linksdrehung übergegangen ist. Wir fragen, was war im 11. Lebensjahr los? „Das kann ich Ihnen genau erzählen", meinte einer meiner Patienten, „Wir hatten eine neue Lehrerin im Gymnasium, die mich nicht leiden konnte und jeden Tag hat sie mich vorgeführt, hat mir Fragen gestellt, die ich nicht beantworten konnte und meinte dann: „Na klar, das habe ich mir gleich gedacht, dass Du das nicht weißt" und hat mich so jeden Tag vor der Klasse gedemütigt."
Mobbing ist also eine „unangenehme Situation" unterhalb der Ebene von Trauma.

Unter Rechtsdrehung D 1000 als Stirnstrich und als Globuli lässt sich die korrekte Rechtsdrehung wieder installieren.

Bei einer weiteren Patientin war die Linksdrehung in jenem Augenblick entstanden, als sie ihrer Mutter freudig erzählte, dass sie schwanger sei. In diesem Moment kam die hochgradig eifersüchtige Schwester in den Raum, hörte, dass ihre Schwester schwanger war, und verschwand sofort wieder aus dem Zimmer, grün vor Neid, dass ihre Schwester ein Kind bekommt und sie selbst keines. Die Schwester, die in der Freude nichts davon mitbekam, dass ihre Schwester einen Anfall von Eifersucht erlitten hatte, bekam gewissermaßen ihren Neid mental zu spüren, in Form eines negativen Feldes (negative neidische Gedanken) und wechselte zur Linksdrehung, was bedeutete, dass alle ihre Krankheiten später nicht zu therapieren waren.

Möglicherweise bekam aber die neidische Schwester ebenfalls eine Linksdrehung, was wir aber nicht nachgeprüft haben. Vermutlich hätten wir für diesen Test auch keine Erlaubnis erhalten.

Die Wechseldrehung

Jedes innere Organ hat seine eigene Schwingung, wie die Osteopathen genau spüren können, und auch seine eigene Drehrichtung. Wird die eigene Drehrichtung der inneren Organe gestört oder geändert, kann man diese durch den Begriff Wechseldrehung D 1000 wieder in Ordnung bringen. Bei schweren Pathologien, schweren Depressionen, schweren Kränkungen, schweren Missbräuchen, kommt neben der äußeren linksgerichteten Drehung der Aura auch die falsche Drehung der inneren Organe in Betracht und sollte unbedingt korrigiert werden.

15. Hinderliche Glaubenssätze in der Medizin

Der hinderliche Glaubenssatz: je mehr Pathologie am Gelenk zu sehen ist, desto stärker sind die gelenkbezogenen Schmerzen.

Diese Überlegungen zu einem weit verbreiteten hinderlichen Glaubenssatz in der gesamten Medizin, aber speziell in der Rheumatologie und Orthopädie habe ich im Band 2 „Abenteuer Homöopathie" an den Anfang gestellt.

In der Rheumatologie herrscht die Meinung vor, je mehr Veränderungen wir im Röntgenbild sehen, umso deutlichere Beschwerden müsse ein Patient haben. Auch wenn es ab und an kleinere Abweichungen hiervon gab, wurde an diesem Glaubenssatz immer festgehalten. In einer Situation sahen wir bei einem Rheuma-Patienten auf der einen Seite eine schwerste rheumatologische Veränderung in der Hüfte, in der der Gelenkspalt nicht mehr erkennbar war, so dass nicht sicher war, ob es sich bereits um eine Ankylose handeln könnte. Ankolyse bedeutet Verankerung zwischen Hüftkopf und Hüftpfanne, so dass nicht mehr die geringste Beweglichkeit möglich ist. Auf der anderen Seite war die Hüfte völlig normal, ein regelrechter Gelenkspalt war da zu sehen, ohne weitere Arthrosezeichen. Im Kollegium wurde ich bei der Besprechung ausgelacht, als ich sagte, der Patient ist mit dieser Hüfte frei beweglich und hat ein normales Gangbild. Warum? Weil sich kein einziger Kollege vorstellen konnte, dass ein Patient mit einer so schwer veränderten Hüfte ohne Schmerzen gehen könnte oder auch nur eine uneingeschränkte Beweglichkeit haben könnte.

Der Glaubenssatz hatte voll zugeschlagen, und obwohl jeder dieser erfahrenen Rheumatologen das schon oft hätte beobachten müssen, dass auch ein röntgenologisch schwer verändertes Gelenk noch gut funktionieren kann, hatte das keiner gespeichert. Der Glaubenssatz ist einfach viel tiefer und wichtiger, als „das zu sehen, was wirklich vor einem liegt" (Goethe).

Erst als ich diesen Patienten ein zweites Mal gründlich untersucht hatte und mit eigenen Augen sehen konnte, dass das betroffene Gelenk frei beweglich war, erkannte ich, dass die oben erwähnte Annahme „je mehr Befund, desto mehr Beschwerden" nicht stimmen konnte.

16. Die soziale Vererbung

Obwohl man annehmen sollte, dass die Eltern das Beste für ihre Kinder wünschen, kommt es häufig zu einer Wiederholung von Mustern, die von der letzten Generation erlernt wurden. Haben Eltern von ihren Großeltern Schläge erhalten, geben sie diese häufig weiter, ohne diese Muster abändern zu können. Eine Abänderung dieser Muster ist nur durch eine genaue Analyse möglich. Dabei fragt man sich, was man für richtig und für falsch hält und sortiert die falschen Muster – Gewalt, Drohung, Drohung mit Selbsttötung, Erpressung und so weiter, bewusst aus. Diese Änderungen brauchen häufig eine längere Zeit, bis sie gründlich aussortiert sind. Im sprachlichen Bereich ist es zum Beispiel wenig hilfreich, die Formel „ich habe keine Ahnung" ständig zu wiederholen, denn hierbei wird im Unterbewusstsein der hinderliche Glaubenssatz aufgebaut: „ich habe keine Ahnung", und dies fördert auch noch die Ahnungslosigkeit. Die ehrliche Durchdringung von Richtigem und Falschem gelingt jedoch häufig nicht.

Im Scherz sage ich im Kurs dann: Wenn Sie keine Ahnung haben, besuchen Sie meinen Kurs mit dem Titel: „Souveränität bewahren bei kompletter Ahnungslosigkeit".

Jetzt wird es wieder ernst.
Ein Beispiel: Als ich mit einer Freundin nach Florenz reisen wollte, um mein Physikum – die zweite von drei Prüfungen im Medizinstudium – zu feiern, stellte sich heraus, dass Josefine nicht über ein eigenes Budget verfügte. Ich bekam damals von meinen Eltern einen regelmäßigen Monatswechsel, den ich mir einteilen konnte, wie ich wollte. Damals dachte ich, dass das bei allen Studenten gleichermaßen der Fall wäre. Bei Josefine verhielt es sich so, dass sie immer dann um Geld bitten musste, wenn ihr Budget zur Neige gegangen war.

Aus diesem Grunde konnte sie nichts zurücklegen und nichts planen. Somit konnte sie auch nicht mit mir nach Florenz reisen.

Diese Gegebenheiten waren für mich zunächst völlig unverständlich. Eines Tages lernte ich den Vater von Josefine kennen, der mir in den ersten Minuten unserer Begegnung von einer schweren Kränkung seines Lebens berichtete. Er war in einem evangelischen Pfarrershaushalt groß geworden, hatte noch acht jüngere Geschwister und als er sein erstes Geld verdiente, musste er 90% seines Verdienstes zu Hause abgeben. Obwohl er diese Gegebenheit als schwere Kränkung empfunden hatte, gab er diese Kränkung ohne Einschränkung an seine Tochter weiter. Vermutlich dachte er gar nicht daran, dass seine Tochter gekränkt sein könnte, sondern er folgte dem Diktat der sozialen Vererbung. Für diesen Einblick bin ich heute noch sehr dankbar, denn er zeigte er mir, mit welcher „Gewalttätigkeit" die soziale Vererbung weitergegeben wird.

Später besorgte der Vater seiner Tochter Josefine eine Stelle, bei der sie Geld verdienen konnte. Als ich Josefine nach dem Monatslohn fragte, stockte sie und meinte, das wüsste sie gar nicht. Das Geld, das sie für ihren Einsatz bekam, wurde nämlich direkt auf das Konto des Vaters überwiesen, der ihr dann davon schöne Kleider kaufte. So erstreckte sich diese Form der Bevormundung im Sinne der sozialen Vererbung bis in das frühe Erwachsenenalter dieser jungen Frau.

Hilfreich bei der analytischen Auflösung dieser im Unterbewusstsein verankerten Zusammenhänge wäre die Analytische Auflösung D 100 Mio. Das Mittel, um alte Muster loszulassen wäre Stramonium D 100 Mio. und das Mittel, um einen Neustart zu wagen, wäre der Neukonditionierungs Komplex Z.

17. Der notorische Zuspätkommer

Warum kommen Menschen regelmäßig zu spät und warum fällt es ihnen so außerordentlich schwer, pünktlich zu sein? Die notorischen Zuspätkommer müssen sich Gewalt antun, um pünktlich zu sein. Die Ursache für das Zuspätkommen ist eine verzögerte Geburt. Eine normale Geburt dauert bei einer Erstgebärenden 12 bis 14 Stunden, bei einer zweiten oder dritten Schwangerschaft sind es noch 7 Stunden. Wenn eine Geburt länger als 14 Stunden dauert, kann man von einer verzögerten Geburt sprechen.

Diese Verzögerung bei der Geburt scheint sich ähnlich wie eine Sternenkonstellation dem Bewusstsein des Neugeborenen aufzuprägen, sodass es von dieser Verzögerung lebenslänglich „verfolgt" wird. Falls ein solcher Patient mit dieser unangenehmen Verspätungs Note zu einem Homöopathen kommt, der sich dieser Zusammenhänge bewusst ist, kann er das richtige Mittel für den Zuspätkommer geben.

Die folgenden Mittel sind geeignet, die verzögerte Geburt energetisch rückgängig zu machen oder in eine normale Geburt zu verwandeln.
Rückgängigmachung der verzögerten Geburt D 30,
regelrechte Geburtsgeschwindigkeit D 30,
Geburtshoroskop D 30 und das klassische Einzelmittel
Pulsatilla D 100 Mio.

Beispiel: In einem Lübecker Kurs begrüßte ich eine mir seit langem bekannte Kursteilnehmerin und fragte, wo denn ihre Tochter Johanna wäre. Beate antwortete, Johanna kommt immer etwas später. Noch bevor Beate ihren Platz gefunden hatte, fragte ich sie nach der Länge der Geburt von Johanna.

Die Antwort war ein lang gedehntes Stöhnen, das zu einer verzögerten Geburt passte. Die Geburt war sehr lange, sehr anstrengend und sehr Kräfte zehrend gewesen. Das Gesicht von Beate wurde leidend bei der Erinnerung an diese dunkle Stunde. Nachdem Johanna – mit Verspätung – eingetroffen war und ich Johanna Pulsatilla D 100 Mio. gegeben hatte, fiel es ihr nicht mehr schwer, pünktlich zu erscheinen. In späteren Kursen konnte ich mich persönlich davon überzeugen, dass die Phase des Zuspätkommens vorbei war. Bei der nächsten Begegnung war sie sogar schon vor Kursbeginn auf ihrem Platz!

18. Die Sterblichkeit in der richtigen Reihenfolge, Ordnungsenergie, Haltungs Komplex Z

Bei Schiller heißt es in den Kranichen des Ibykus:
„Wohl dem, der frei von Schuld und Fehle
Bewahrt die kindlich reine Seele!
Ihm dürfen wir nicht rächend nah'n,
Er wandelt frei des Lebens Bahn."

In der Ballade gesprochen oder gesungen von den Erynnien, den rächenden Göttinnen für Untaten. Hier bereiten sie die Rache für den Mord an Ibykus vor.

Um also einen hohen Grad an innerer Freiheit zu realisieren, ist es gut, eine korrekte innere Haltung zu pflegen. Eine Haltung, die letztlich dazu führt, bei guten und schlechten Nachrichten gleichermaßen in seiner eigenen Mitte zu bleiben, ohne sich zu sehr von dem einen oder anderen beeindrucken zu lassen.

In dem Buch von Shiva Singh „Das Glück eines reichen Mannes" werden östliche Weisheitssprüche präsentiert. Unter anderem war diese besonders prägnante Geschichte dort zu lesen:
Ein reicher Mann bat einen Mönch, ihm einige Zeilen zu entwerfen, die für ihn, aber auch für weitere Generationen von Bedeutung wären.
Der Mönch schrieb nur drei Sätze:
Vater stirbt – Sohn stirbt – Enkel stirbt.
Der reiche Mann fühlte sich veräppelt, weil er den Sinn nicht verstehen konnte und wurde wütend. Für ihn war die Aussage zu kurz, zu banal und zu nichtssagend.
Nach dem Sinn gefragt, antwortete der Mönch:
Das ist die Sterbefolge der Generationen: Erst der Vater, dann der Sohn, erst dann der Enkel. Eine physiologische Reihenfolge des Todes, ein großes Geschenk für die Menschheit.

Das hat Bedeutung für ihn selbst, aber auch für alle folgenden Generationen.
Hiernach legte sich die Wut des reichen Mannes und ging in Bewunderung für die dargebotene Weisheit über.

Jetzt war bei ihm eine gute innere Haltung entstanden.

Für die innere und äußere Ordnung können wir uns auch die Ordnungsenergie D 30 oder Energiefeld D 30 geben. Tiere reagieren sofort auf Energiefeld D 30 mit Aufmerksamkeit und dem Anhalten von Aktivitäten (wie Gras fressen etc.). Sie verändern ihre Haltung und stehen still, als ob sie meditieren würden.

Schließlich hatte sich im Laufe des Jahres 2023 auch der Haltungs Komplex Z ergeben.

Auch wenn diese Haltungen sich zunächst zu widersprechen scheinen, weil wir noch nicht die letztlich erstrebte Haltung erreicht haben, können wir durch die Vorstellung dieser noch nicht erreichten Stichworte unserem Inneren schon einmal die richtige Richtung weisen.

Es ist so ähnlich wie mit der Zungenübung von Patrul Rinpoche.

In dem lesenswerten Buch „Tibetische Weisheitsgeschichten" von Surya Das findet man auch eine Geschichte von Patrul Rinpoche, in der er den Steinmetzen, die ihn nach einem größeren Vortrag in einem Kloster besuchten, um die wertvollen Geschenke aus Gold und Silber abzuholen, eine Zungenübung machen ließ. Patrul konnte mit weltlichem Reichtum nichts anfangen und gab alles Wertvolle an Bedürftige weiter oder eben auch an die Steinmetze, damit sie Mantras in die Steine meißelten.

Bevor er also die Silber- und Goldstücke den Steinmetzen übergab, sollten sie aber erst sagen: „Ich brauche nichts". Zunächst weigerten sie sich und meinten, Patrul wollte sie hereinlegen, und wenn sie das sagen würden, würden sie auch nichts bekommen. Erst als Patrul ihnen versicherte, sie bekämen alles, auch wenn sie sagten „Ich brauche nichts", konnten sie sich dazu entschließen, einen Satz zu sagen, der ihnen sonst nie in den Sinn gekommen wäre.

Die Schüler fragten Patrul später, warum er nicht gleich alles abgegeben hätte, sondern erst noch Bedingungen voran gesetzt hätte, das wäre doch sonst nicht seine Art. Ob er seine Freizügigkeit und Großzügigkeit eventuell verloren hätte?

Patrul sagte: „Diese Steinmetze, die noch voll in der Dualität leben und egoistisch geprägt sind, sollten gewissermaßen als Zungenübung schon einmal das sagen, was später sowieso auf sie zukommen würde. Sie sollten also schon einmal das Richtige sagen, bevor sie das richtig im Kopf und im Herzen realisieren konnten. Ein erstes Anklopfen an der hohen Mauer des Unverständnisses."

Seither bin ich begeistert von Zungenübungen, und die Inhalte des Haltungs Komplexes gehören dann natürlich auch zu diesen Zungenübungen.

Es gibt nichts zu tun, alles geht von selbst, D 30
Ich brauche nichts D 30
Alles ist möglich D 30
Das Leben ist Urlaub D 30
Alles wird gut D 30
Vollständige Akzeptanz D 30
Perfekte Sichtweise D 30
Egolosigkeit D 1000

Das wäre also auch eine Form, wie man sich eine gute Haltung einstreichen kann und sich damit der Haltung der Leichtigkeit nähern kann.

2. Beschwerdebilder

19. Beispiel für eine psychosomatische rechte Schulter

Bei Zukiko bestanden Schulterschmerzen rechts seit den 90er Jahren, mehrere Jahrzehnte jedenfalls. Ihre Krankheitsphilosophie beschrieb sie so: Immer wieder gab es Überlastungen wegen Computerarbeiten.
Ist sie zufrieden am Arbeitsplatz? Nein, hier gibt es Ärger und Frustration.
Eine Gehaltserhöhung wurde angekündigt, wenn sie eine bestimmte Fortbildungsmaßnahme wahrnimmt. Diese hat sie jetzt wahr genommen.
Danach kam es zu einem Umzug innerhalb von Lübeck, den sie alleine durchführen musste, weil eine Kollegin in einen Mutter-Kind-Urlaub entschwand, eine war seit Januar erkrankt und nicht zur Verfügung, die Chefin dachte, sie müsste genau jetzt ihre Gleittage nehmen und einen weitere Kollegin, eine Azubi, war ebenfalls wegen Krankheit nicht anwesend. Alle waren plötzlich wie vom Erdboden verschluckt.

Im Anschluss an den Umzug bekam Zukiko auch noch Corona, sodass sie sich zum Dienst schleppen musste.
Leider wurde beim Gespräch über die in Aussicht gestellte Gehaltserhöhung nur darauf hingewiesen, dass Zukiko ziemlich schwach sei und daher keine höheren Aufgaben übernehmen könnte, daher natürlich auch keine Gehaltserhöhung erwarten könnte.

Dieser Frust machte sich nun in der rechten Schulter bemerkbar.

Für die ablehnende Haltung gegenüber der Arbeitsstelle finde ich Acidum nitricum D unendlich,

für die Kränkung „alle sind weg, nur sie ist für den Umzug zuständig",
Ignatia D unendlich.
(hier kommt auch der Widerspruch zum Ausdruck, angekündigte Gehaltserhöhung, aber keine Einlösung des Versprechens)

für das Loslassen des Zorns
Stramonium D 100 Mio.,

Für die rechte Schulter finde ich den
Schulter Komplex Z,

für das verletzte Gerechtigkeitsgefühl
Causticum D unendlich und für den „heiligen Zorn"
Tuberculinum KOCH alt D 200.

Warum die rechte Schulter, und nicht die linke?
Unsere Reichweite geht so weit wie unser Arm lang ist. Wird im Arbeitsbereich gekürzt, eine Gehaltserhöhung übergangen, ahmt die rechte Schulter den Verlust der Reichweite nach und schmerzt, sodass die Schulter nicht mehr voll gestreckt werden kann.
Die rechte Schulter ist für die Arbeit, den Beruf, die Finanzen zuständig, die linke Schulter für die Emotionen, für die Familie, die Partner, die Freunde.

Nach der Therapie mit 6 Mitteln kam es zu einer deutlichen Erleichterung, von Skala = 7 bis 8 auf Skala ca. 3. Diese Erleichterung blieb bis heute erhalten (19.04.2023).
Und die Wut im Bauch hatte auch nachgelassen.

20. Bleivergiftung

Einmal erzählte ich eine Geschichte zum Thema Schwermetallvergiftung. Eine Teilnehmerin berichtete, dass ihr Mann früher beruflich viel Blei gegossen hätte, dass er noch viel Blei im Körper hätte. Er hatte also nicht nur zu Silvester Blei gegossen, um einen Blick in die Zukunft zu tun. Da sich Blei im Knochen festsetzt, ist es schwer herauszulösen.

Bei Gilbert Sinoué kann man in seiner romanartig geschriebenen Biografie des großen Arztes Avicenna, Ibn Sina, diese Geschichte lesen in dem Buch „Die Straße nach Isfahan".

In Buchara, im heutigen Usbekistan, wuchs Ibn Sina auf, und machte mit 18 Jahren bereits das medizinische Staatsexamen. Er war bekannt für seine ausgezeichnete Diagnostik und sein therapeutisches Wissen. Der König von Buchara litt unter einer Lähmung beider Hände. Seine Hofärzte wussten weder die Diagnose noch die Therapie. So bat der König, endlich auch Ibn Sina zu ihm zuzulassen. Das versuchten die Ärzte so lange wie möglich zu verhindern, da sie fürchteten, ihre Unwissenheit könnte bloß gestellt werden. Ibn Sina kam dann hinzu, dachte bei sich anscheinend, ein klarer Fall von Bleivergiftung, wo aber kommt das Blei her? Sicherlich von bunt verzierten Trinkgefäßen. Diese Farben enthielten vermutlich Blei. Er ließ sich die Trinkgefäße des Königs zeigen, erriet die Herkunft des Bleis und empfahl dem König, nicht aus verzierten, sondern nur noch aus einfachen Tongefäßen zu trinken. Schließlich gab er ihm einen Einlauf mit Honig und anderen Essenzen, die ausleitend wirkten, und der König konnte allmählich wieder genesen.

Das war offensichtlich die erste Bleivergiftung, deren Therapie genau beschrieben wurde.

Ibn Sina oder Avicenna lebte von 970 (geb. in Buchara) bis 1037 (gest. in Hamadan, Iran), also vor genau 1000 Jahren. Seine Lehrbücher, die er vor 1000 Jahren schrieb, wurden bis in die Fünfziger Jahre in den medizinischen Fakultäten des Iran verwendet!

21. Zahnschmerzen in Tansania

Im Jahr 2003 hatte ich die Möglichkeit, mit unserem jüngsten Sohn Tansania zu besuchen. Am Abend, bevor wir eine viertägige Safari durch den Selous-Park machen wollten, bekam ich eine heftige Zahnneuralgie, die sich auf alle Zähne des Ober- und Unterkiefers bezog. Die Neuralgie war so ausgeprägt, so dass ich auch eine Suppe nur mit Schmerzen zu mir nehmen konnte.

Im Scherz stellte ich mir vor, dass ich beim notärztlichen Sonntags Zahndienst der Universität in Dar es Salaam, im Hospital Muhimbili vorstellig werden würde. Der Zahnarzt fragt: „Welcher Zahn tut weh" - Ich: Alle. Zahnarzt: „Dann ziehen wir einfach alle Zähne, dann tut auch nichts mehr weh". Und den Rest des Lebens Suppe essen, weil man im zahnlosen Mund auch kein Gebiss unterbringen kann? Das war eine Horrorvorstellung.

In dieser verzweifelten Lage hatte ich mir bereits alle klassischen Mittel der Homöopathie nach der bewährten Klopftechnik nach Klinghardt eingeklopft, ohne eine Linderung zu verspüren. Hier wurde unser jüngster Sohn kreativ und empfahl mir, Zahnschmerz D 30 zu versuchen. Eineinhalb Stunden nach dieser Klopftechnik ging die Neuralgie langsam aber sicher zurück und die nächsten 1,5 Jahre hatte ich keine Zahnschmerzen mehr. Das war also das erste Mal, dass ich eine Emotion potenziert und eingeklopft hatte. Durch das positive Ergebnis beflügelt, habe ich diese Technik systematisiert und heute gibt es unzählige Emotionen, die in potenzierter Form vorliegen. Die Safari durch den Park war dann schmerzfrei und erfolgreich.

Einmal traf ich einen Patienten an der Rezeption unserer Klinik und fragte, wie es ihm gehe.

Er sagte, die Sekretärin sucht gerade eine Nummer für einen Zahnarzt raus, da er Zahnschmerzen hätte. Ich bot ihm den Stirnstrich mit Zahnschmerzen D 30 an. Er nahm mein Angebot an, und die Beschwerden ließen schneller nach, als die Sekretärin die Verbindung zum nächsten Zahnarzt herstellen konnte.

22. Zahnschmerzen in Namibia, die Narbenunterspritzung

Im Jahre 2003 hatte ich im Januar einen einwöchigen Homöopathiekurs in Windhoek zugesagt. Bedauerlicherweise war es der heißeste Monat im Jahr, so dass wir alle unter der Hitze litten. Am letzten Tag dieses Kurses traf ich mich mit einer jungen Frau namens Wiltrud, die zwar deutschstämmig war, aber unter der Obhut einer Sanfrau aufgewachsen war. Diese klagte darüber, dass einer ihrer Zähne vereitert wäre und der Zahnarzt diesen Zahn unbedingt ziehen wollte. Sie sträubte sich jedoch gegen die Extraktion und hoffte, ich könnte ihr einen anderen Ausweg aufzeigen. Im kinesiologischen Test konnte ich zwei Narben am Rücken als Ursache für die Zahneiterung ausfindig machen. Da ich kein Injektionsmaterial bei mir hatte, versuchte ich, mir etwas anderes einfallen zu lassen.

Ähnlich wie der berühmte homöopathische Arzt Sehgal sich darüber ärgerte, dass man in der Homöopathie alles heilen konnte außer Malaria, ärgerte auch ich mich, dass es in der gesamten Materia medica kein einziges Mittel für Narbenunterspritzung gab.

Unter der Vorstellung, dass nicht nur das Auge, sondern dass alle Zellen lesen können, schrieb ich auf einen weißen Zettel: Narbenunterspritzung mit 0,5 % Lidocain. Diesen Zettel legte ich bei Wiltrud zwischen Daumen und Zeigefinger, so dass alle Buchstaben mit der Haut in Berührung kamen. Anschließend benutzte ich eine Klopftechnik nach Klinghardt, um die Information verfügbar zu machen. Nach diesem Experiment testete ich, dass die Narben kein Störfeld mehr bildeten und dass der eitrige Zahn energetisch stabil war. Am nächsten Morgen besuchte mich Wiltrud in meinem Hotel „Roof of Africa", um mir zu berichten, dass der Zahn nicht mehr klopfen würde und sich ganz normal anfühlen würde. Das besondere Leseexperiment über die Haut schien erfolgreich gewesen zu sein.

3. Energie

23. Wie kann man nur so blöd sein?

Ein etwa 50 Jahre alter Patient kam im Jahre 2005 für eine Woche zur Aufnahme in die Kinzigtal-Klinik. Damals gab es noch das Programm „Homöopathie kompakt". Damit konnten Patienten für fünf Tage stationär aufgenommen werden, wobei sie jeden Tag eine ärztliche homöopathische Konsultation erhielten. Dieser Patient berichtete, dass er unter Depressionen leide, da er seine Freundin verloren hatte, die ihm weggelaufen war. Sein Leidensdruck war so groß, dass er abends noch zusätzliche Stunden in Anspruch nahm, von denen er wusste, dass sie nicht zu dem Paket „Homöopathie kompakt" gehörten, sondern separat bezahlt werden mussten. Da er privat versichert war, suchte er alle Möglichkeiten unserer Klinik so weit wie möglich in Anspruch zu nehmen. So kam es auch, dass er auch bei unserem Psychotherapeuten Herrn Fischer eine Sitzung ordern wollte.

Bei Herrn unserem Psychologen, Herrn Fischer erzählte er nun seine ganze Geschichte. Da er keine Lust hatte, Steuern zu bezahlen, war er auf die Idee gekommen, einen großen Teil seines Vermögens seiner damaligen Freundin zu überschreiben. Das war jedoch keine gute Idee, da die Freundin das Geld nahm und verschwand. Der etwas unsensible Psychotherapeut kommentierte diese Geschichte mit dem bedenkenswerten Satz: „Wie kann man nur so blöd sein." Und ließ sich für diese herbe Beurteilung seines verdatterten Patienten noch die Stunde bezahlen.

24. Katzen beschützen Mäuse

Besonderheit aus der Tierwelt

Charlotte hatte bei der ersten Konsultation geklagt, dass sie zwar fünf Katzen zuhause hat, aber dass die Mäuse einfach nicht verschwinden. Intuitiv hatte ich erkannt, dass eine der fünf Katzen die Mäuse beschützt. Dieser Katze müsste sie noch Bescheid sagen, dass das nicht ihre Aufgabe sei. Tatsächlich hatte sie daraufhin zu Hause die fünf Katzen zu sich gerufen, ihnen gesagt, dass die Mäuse verschwinden müssen und dass es keinen Grund gäbe, sie zu beschützen. Seither reduzieren sich die Mäuse nach und nach, und heute – am Tag der zweiten Konsultation, dem 15. 02. 2022, berichtete sie, dass sie nur noch eine einzige Maus im Haus habe. Früher hatte es immer Nachwuchs gegeben, wenn eine Maus verschwunden war, es kamen dann dafür immer drei neue, nach ihrem Gefühl. Aber dieses Mal gab es einen richtigen Erfolg.

Im Internet gibt es Filme, wie Tiere füreinander sorgen, die sich normalerweise fressen. So hatte ich auch einen Film gesehen, bei dem eine Löwin ein Streifenhörnchen beschützte. Dies hatte zur Folge, dass auch die anderen Löwinnen sich nicht trauten, dem Streifenhörnchen etwas anzutun. Schließlich konnte es aus der Gemeinschaft der Löwinnen austreten und sein eigens Leben wieder fortsetzen.

So ähnlich mag es auch bei den Katzen gewesen sein. Als eine Katze noch als Beschützerin der Mäuse fungierte, trauten sich die anderen Katzen nicht, die Mäuse anzugreifen. Nachdem alle zu Mäusejägern gemacht worden waren (durch die Ermahnung von Charlotte), reduzierten sich die Mäuse in schneller Folge. Charlotte kommentierte: „Ich wäre nie auf die Idee gekommen, dass eine Katze Mäuse beschützen könnte".

25. Energetisierung von Brot, Erfahrung aus Russland

Marion erzählte von zwei Deutschen in russischer Gefangenschaft, dass diese als einzige „mit heiler Haut" davon gekommen waren, weil sie zu jedem harten Brotkrumen gesagt haben, „Das ist jetzt eine vitaminreiche Orange" und andere Vitaminspender genannt haben, bevor sie ihre Brotration verzehrten. Somit haben sie eine Art „Umschreibung nach Clemens Kuby und Heinrich Zeeden" mit dem Essen gemacht. Sie haben über die Brotkrume eine neue Geschichte gelegt und sie damit mit mentaler Energie aufgewertet. Der Organismus hat mitgespielt.

Nach der Erzählung von Marion waren das bei der Entlassung aus der Kriegsgefangenschaft die beiden einzigen Überlebenden aus diesem Todeslager.

4. Homöopathische Betrachtungen

26. Faszination der Organpräparate

Bei der Besprechung der Organpräparate, die ja nicht dem Simile Gesetz unterworfen sind, daher genau genommen kein Thema in homöopathischen Vorlesungen sind, war die Frage, wie sie wirken können.

Da sich das menschliche Verhalten zu 50 % auf seine Gene stützt, wäre die Frage, welche anderen 50% kommen hinzu, um den Menschen so zu machen, wie er dann tatsächlich ist. Forschungen zufolge kommen die zweiten 50 % durch die Nachahmung der Eltern, der Geschwister, der Lehrer und weiterer Menschen hinzu, wenn deren persönliches Verhalten in die eigene Person integriert wird.
Ähnlich wie Kinder die Eltern nachahmen, im Guten wie im Unvorteilhaften, scheinen die Organe sich in Anwesenheit der Information „gesundes, korrekt funktionierendes Organ" zu besinnen und ihre ganze Regenerationskraft einzusetzen, um diese Information möglichst genau nachzuahmen. Dabei entsteht nicht selten eine Erneuerung der Gesundheit.

Zwei Beispiele sind im ersten Band „Abenteuer Homöopathie" verzeichnet. Eine Vene, die sich auf das Hautniveau begeben hatte und somit sichtbar war, verschwand unter der Injektion von Vena saphena magna D 6 wieder in ihrem alten Venenbett, sodass sie an der Oberfläche nicht mehr sichtbar war.

Ein Patient mit juckenden Pickeln in einem Halbkreis oberhalb seines Nabels hatte eine bis dahin nicht erkannte subklinische Pankreatitis, die Amylase und die Lipase waren beide erhöht.

Nach 4 Injektionen mit Pankreas D 30 waren die Pickel zu 90% verschwunden, und Lipase und Amylase waren deutlich, teilweise in den Normbereich zurückgegangen.
Da es in der konventionellen Medizin keine spezifische Therapie für den Pankreas gibt, war dieses Ergebnis für mich wichtig, da es zeigte, dass eine Monotherapie nur mit einem Organpräparat und sonst „nichts" sehr erfolgreich sein kann. Aus diesem Grunde habe ich auch die regelmäßige Verwendung von Organpräparaten beibehalten.

27. Kann man Karies homöopathisch behandeln?

Das homöopathische Experiment

Während einer Geistheilertagung in Frankfurt konnte ich 2010 Zeuge eines bedeutenden Experimentes werden, das die kreative Homöopathin Antonie Peppler als Demonstration für das Plenum zum Besten gab.

Sie nahm einen Teilnehmer der Tagung aus dem Publikum, gab ihm weißen Zucker in die Hand und ließ mich den Arm kinesiologisch testen. Dabei kam es zu einem schwachen Arm, wie alle im Plenum vermutet haben dürften. Denn weißer Zucker schwächt den Körper, das wussten wir alle.

Jetzt nahm Antonie ein Röhrchen mit Globuli aus ihrer überdimensionalen Sammlung homöopathischer Mittel und gab es dem Patienten zum Zucker in die gleiche Hand.
Der Arm war jetzt im kinesiologischen Test stark, was alle bass erstaunte. So etwas hätten wir alle nicht erwartet, sozusagen nicht einmal in unseren kühnsten Träumen, denn wir standen alle unter dem Diktat des hinderlichen Glaubenssatzes: Weißer Zucker ist schädlich, und zwar immer, obwohl das niemand von uns jemals nachgeprüft hatte.

Die Aussage des Experimentes war also: Weißer Zucker ist schädlich und die Schädlichkeit kann durch die Kinderlähmungsnosode D 30 aufgehoben werden und in die Nicht – Schädlichkeit überführt werden.

Kann man Karies homöopathisch behandeln?

Folgen und Konsequenzen des Experimentes

Im Nachgang fragte ich mich also, was aus diesem ungewöhnlichen und auch unerwarteten Ergebnis des kinesiologischen Tests zu machen wäre. Wo war der Zucker vor allem schädlich? Bei den Zähnen. Hier löste er bei Millionen von Kindern und Erwachsenen die Zahnkaries aus, die Zahnfäule, die vermutlich häufigste Zahnerkrankung, die einen Gang zum Zahnarzt erforderlich macht. Aus Sicht der Krankenkassen vermutlich eine Volkskrankheit, die Kosten wie Asthma bronchiale, Allergien oder Diabetes mellitus auslöst. Hier geht es also um eine Größenordnung von vielen Milliarden von Euro.

Zahlen aus dem Internet

Quelle = https://www.bing.com/search?form=MOZLBR&pc=MOZI&q=Karies+H%C3%A4ufigkeit+in+Deutschland

„Nach Angaben des Robert-Koch-Instituts ist Karies noch vor Herz-Kreislauf-Erkrankungen die häufigste Volkskrankheit in Deutschland. Demnach leiden neun von zehn Menschen an Karies. Karies im Milchgebiss ist weit verbreitet. Wie aus dem Zahnreport weiter hervorgeht, haben Kinder oftmals bereits im Milchgebiss Karies. 54 Prozent der Zehnjährigen in Deutschland, also rund 400.000 Kinder, haben hier schon eine Kariesbehandlung benötigt."

Polio Nosode D 30 ist das homöopathische Mittel der Wahl bei der Bekämpfung der Karies

Mit einer bekannten Kinesiologin aus Lübeck testete ich also Folgendes: Mit Polio Nosode D 30 kann man grundsätzlich jede Karies stoppen. – Ja. - Mit Polio Nosode D 30 kann man grundsätzlich Schmerzen vermindern, die durch eine Karies entstehen. – Ja.

Der Zuckertest

Impfung ist süß, Kinderlähmung ist bitter. Das war für viele Jahre der Slogan für die Polio Impfung, die heute in jedem Kinderimpfprogramm integriert ist. Meine Frage war nun, ob der Zucker schon seit Geburt schädlich ist, oder erst mit der ersten Polio Impfung schädlich wird. Eine höchst ketzerische Frage, die mich aber interessierte. Bei dieser Testung kam wieder ein Ergebnis zum Vorschein, das ich kaum glauben konnte, das sich aber in vielen Folgetestungen immer wieder bestätigt hat. Die Fragestellung:
Ist der weiße Zucker ist von Geburt an schädlich? - Nein. Der Zucker wird erst nach der ersten Polio Impfung schädlich? - Ja. Der Zucker ist vor der ersten Polio Impfung schädlich? Nein. Diese Testung suggeriert, dass der weiße Zucker erst durch die erste Polio Impfung schädlich wird. Ein sehr erstaunliches Ergebnis.

Ein Beispielfall aus einem Rottenburger Kurs

Bei einem Vortrag in der Fachgesellschaft für Homöopathie hatte ich im November 2022 die Gelegenheit, auf die Polio Nosode und gesunde Zähne hinzuweisen. Eine Teilnehmerin meldete sich und bestätigte mich: Sie hat zwei Enkel, die nie geimpft worden sind, und deren Zähne mit 12 Jahren sehr gut aussehen und keinerlei Anzeichen von Karies aufweisen, obwohl sie genau so viele Süßigkeiten wie ihre Klassenkameraden essen. Ein Hinweis darauf, dass meine Beobachtungen und die davon abgeleitete therapeutische Option richtig sein könnte.

28. Neukonditionierung

Wenn mir jemand ans Bein pinkelt, könnte ich sagen, wie bisher: „Oh, das ist aber Mist, jetzt ist meine schöne weiße Hose gelb geworden, alles ist feucht und wird in Bälde zu riechen beginnen. Der Hund ist schlecht erzogen. Ich werde den Besitzer zur Reinigung meiner schönen weißen Sporthose verklagen, egal, wie hoch die Rechtsanwaltskosten sind. Hier geht es ums Prinzip. Jeder muss für den Mist, den er produziert, selbst die Verantwortung tragen".

Das wäre das Muster, mit dem ich aufgewachsen und konditioniert worden bin.
Gibt es noch andere Möglichkeiten?

Ich könnte es ja mal mit Begeisterung versuchen. Das hört sich dann so an:

„Oh, der Hund hat mir ans Bein gepinkelt,
wie schön, endlich fühlt sich das feucht und warm an!"

Außer bei Ajan Brahm in einer seiner Geschichten, wie man jungen Welpen abgewöhnt, in die Wohnung zu pinkeln, habe ich solche ungewöhnlichen Konditionierungen nirgendwo gefunden.

In seinem Buch „Der Elefant, der das Glück vergaß", buddhistische Kurzgeschichten von Ajan Brahm sind die meisten Beispiele selbst erlebt, liest sich eine Geschichte so:

Ein geschäftstüchtiger Thailänder versprach, jungen Welpen innerhalb von drei Tagen abzugewöhnen, in die Wohnung zu pinkeln.

Da hier der Bedarf groß war, bekam er viele Aufträge, und als sich herum sprach, dass das „Abgewöhnen" sehr gut funktionierte, konnte er sogar seine Preise erhöhen.

Wie hat er das wohl gemacht, würde man sich fragen. Er nahm die Welpen auf einen Spaziergang mit, und wartete, bis der Welpe pinkelte oder seinen Kot absetzte. Danach führte er einen Freudentanz auf, der den Welpen so beeindruckte, dass er sich genau überlegte, dass er nur auf Spaziergängen sein Geschäft machte, da dieses Geschäft immer mit einem begeisterten Freudentanz belohnt wurde. So ging die Konditionierung innerhalb von drei Tagen, und der Hund machte nie in die Wohnung. Außer natürlich beim Fußball. Wenn hier hurra geschrien wurde, war das das Signal für den Welpen, seinen Darm und seine Blase zu entleeren, und bei Fußballspielen konnte die Konditionierung auch einmal „nach hinten" los gehen, in diesem Sinne wörtlich und analog zu verstehen.

Falls wir ein glückliches Leben führen wollen, könnten wir uns genau so überlegen, wie wir uns konditionieren könnten, um Ärger, Wut, Zorn und Hass in „empathische Sympathie" umzukonditioneren. Das wäre dann eine neue Konditionierung mit Lebensweisheit.
Hilfe erfahren wir bei diesem Unternehmen durch den Neukonditionierungs Komplex Z.

29. Arbeit nur mit Weltmeistern

In der Klinik Sonnenblick in Marburg war ich 1997 und 1998 als Funktionsoberarzt beschäftigt. Mein Platz war im Keller, weit weg von allen anderen Abteilungen, und Frau Sabine Schwarz war die Sekretärin, die für die Physiotherapie die Pläne machte, eine schwierige Aufgabe, die sie mit Bravour bewältigte. Norbert war der Leitende Physiotherapeut, mit dem ich demzufolge immer wieder zu tun hatte. Neben den Visiten sah ich eine Reihe von Patienten, die Schwierigkeiten mit ihren Beschwerden hatten, die unter der konventionellen Physiotherapie und der üblichen Medikation nicht beseitigt werden konnten.

Hierzu gehörte auch eine ca. 50 Jahre alte Frau mit therapieresistenten Beschwerden in der rechten Schulter. Wahrscheinlich lag ein Impingement Syndrom vor, das Beschwerden in einem bestimmten Bereich der Bewegung verursacht, weil eine Sehne nicht durch ein Sehnenfach passte und eine schmerzhafte Reibung verursachte.

Damals nahm ich das homöopathische Eisen, Ferrum metallicum in der D 30 oder D 200, um den Beschwerden beizukommen. Am nächsten Tag erschien diese Patientin mit strahlenden Augen und berichtete mir, die Schulter sei jetzt völlig schmerzfrei. Toll, dachte ich, das Eisen hat gut geholfen. Wenn das so schnell und vollständig geht, muss das sicherlich das Konstitutionsmittel der Frau gewesen sein. Also zog ich meine Bücher hervor, studierte das Mittelbild von metallischem Eisen und fragte die Frau nach Rötungen der Wangen, nach Hitzegefühlen, nach Besonderheiten der Periode und dem Einfluss von fließendem Wasser und allgemeiner Schwäche. Nichts von allem traf zu. Die Konstitution von Eisen ließ sich einfach nicht bestätigen.

Ich überlegte mir, welche Konsequenzen dieser Fall für mich haben würde? Ich konnte erkennen, dass Eisen für die rechte Schulter in besonderer Weise zuständig war, egal, ob es nun mit der Konstitution zu tun hatte oder nicht. Ich konnte also bei der rechten Schulter Eisen als besonders gutes Simile einsetzen, egal, wie die Konstitution ausfallen wollte. Seit diesem Fall beschloss ich also, das Eisen zum Weltmeister der rechten (und linken) Schulter zu ernennen und bin damit bisher bei vielen Patienten sehr gut gefahren.

Seither sah ich etwas genauer hin, was ein einzelnes Mittel besonders gut kann. Bei Unentschiedenheit fand ich Pulsatilla D 100 Mio. am besten wirksam von allen Mitteln, und so fand ich eine Reihe von „Weltmeistern", die das eine oder andere besonders gut können.

Schließlich arbeitete ich mit einer Anzahl von Weltmeistern, die mir unendlich viele Dienste leisten konnten.

30. Antiaging

Jeder Mensch möchte ja irgendwie so lange wie möglich leben. Um das Leben auszukosten, um seine Entwicklung voran zu treiben oder einfach aus Gewohnheit und der Vorstellung, dass Leben besser sei als tot zu sein.

Aus Sicht der erfahrenen Geister unter uns scheint das Leben am besten so lange zu währen, wie es von selbst geht – und wie es letztlich ja auch unvermeidlich ist. Bei diesen Menschen, die eine vollständige Akzeptanz gefunden haben, gibt es also kein Feilschen, kein Hadern, keine Verhandlungen mit Gott, wie sie bei Elisabeth Kübler – Ross beschrieben werden, im Sinne: „Wenn ich die Krankheit überlebe, baue ich Dir auch eine Kapelle".

Dennoch, egal, wie wir zum Tode stehen, eine Verlängerung unseres Lebens ist immer eine besondere Verlockung. Und jetzt endlich – gibt es sie auch, statistisch nachgewiesen und wissenschaftlich untermauert. Und weil ich schon beim Geschichten erzählen bin, erzähle ich auch, wie man sein Leben ohne zu mogeln statistisch verlängern kann.

Der Versuch mit Spurenelementen

Der wissenschaftliche Beitrag hierzu ist nachzulesen in der Zeitschrift für orthomolekulare Medizin, Band 1, April 2023, 21. Jahrgang, Thieme Verlag, auf Seite 4. Die Überschrift heißt: „Längere Telomere mit Selen und Coenzym Q10" = langsamerer Verschleiß für die Zellen. Was ist nun mit „längere Telomeren" gemeint?

Im Gesundheits Komplex Z ist das Mittel Telomerenapposition D 30 untergebracht, das unsere Telomeren verlängern soll, während diese sich genau genommen täglich verkürzen.

Diese Telomeren, zu deutsch: „Endteilchen eines Chromosoms“, sehen aus wie aufeinandergeschichtete Pfannkuchen oder unregelmäßig verteilte Schallplatten. Ist der letzte „Pfannkuchen“ dieser Telomeren erreicht, kommt es zur Auflösung der Zelle, zur Apoptose. Die Länge der Telomeren entscheidet also über die Lebenslänge der einzelnen Zelle über die Information der Chromosomen, die die Informationen für jede Zelle enthalten. Alle Chromosomen zusammen heißen Genom, damit ist ist die Gesamtheit der genetischen Information gemeint.

In dem Artikel „Längere Telomeren“ geht es um den Beweis, dass die Einnahme von Selen und Coenzym Q 10 und weiteren Spurenelementen dazu geführt haben, dass die Lebenslänge durch diese wichtigen essentiellen Spurenelemente verlängert wird, gegenüber Patientenkollektiven, die einen Mangel an diesen Spurenelementen haben, diesen aber nicht ausgleichen. Zusätzlich sieht man in der behandelten Gruppe, dass es 15 % weniger Koronare Herzkrankheit gibt, 15% weniger Herzinfarkte und 7% weniger kardiovaskuläre Todesfälle. Zusätzlich gibt es 16% weniger Schlaganfälle und die allgemeine Sterblichkeit wird um unglaubliche 32% gesenkt. Also, hierbei gibt es „viel Lebenslänge“ zu erwerben.

Humangenetischer Versuch

In einem humangenetischen Institut wurde die Frage untersucht, ob man mit geeigneten Mitteln die Telomere, die sich ja kontinuierlich von selbst abbauen, wieder zum Wachstum anregen kann. Genau das glaubte natürlich keiner der Wissenschaftler, aber der Versuch wurde trotzdem unternommen.

24 junge Männer wurden ausgesucht und in zwei Gruppen geteilt. 12 sollten drei Veränderungen in ihrem Leben starten, die anderen 12 blieben bei ihrer bisherigen Lebensweise.

Die Gruppe mit Änderungen sollte 15 Minuten täglich an der frischen Luft spazieren gehen, sich vegetarisch ernähren und 15 Minuten eine Entspannungsübung pro Tag ausüben, Autogenes Training oder eine Meditation durchführen. Nach 6 Monaten wurden beide Gruppen auf die Telomerenlänge hin untersucht. Während bei der nicht behandelten Gruppe die Telomeren sich weiterhin verkürzt hatten, gab es bei der behandelten Gruppe einen Zuwachs der Telomeren.

Zusammenfassung

Das bedeutet, dass es Möglichkeiten gibt, das Leben zu verlängern, denn die Gleichung heißt ja: Je länger die Telomeren sind, oder je weniger schnell sie abschmelzen, desto gesünder ist die Zelle und desto länger kann sie leben.

Wer also länger leben möchte, kann sich mit Spurenelementen eindecken oder seine Lebensweise gesünder gestalten oder natürlich beide Schienen fahren.

Wer auf die Wirkung von Frequenzen vertraut, kann zusätzlich noch den Gesundheits Komplex Z mit hinzuziehen, der das Unternehmen Antiaging noch mit Frequenzen unterstützt.

31. Prüfungsstress

Die meisten Schüler und Studenten, die zu einer Prüfung gehen, haben Angst. Wovor genau haben sie Angst? Vor den Prüfern? Vor den Fragen? Vor der unangenehmen Situation, dass man eine Frage nicht beantworten kann? Angst, dass man vorgeführt wird? Angst vor den Eltern und der Zukunft, dass man zuhause kritisiert wird? Geschlagen wird? Verachtet wird? Ausgelacht wird? Bei jedem wird die Mischung etwas anders ausfallen.

Homöopathisch gesehen gibt es aus meiner Sicht zwei Hauptmittel für Prüfungsstress. Wenn man mit Darmdruck vorher reagiert und mehrfach zur Toilette muss, Lampenfieber hat, Angst, sich zu exponieren und zu blamieren, dann kommt das Mittel Argentum nitricum D 1000 in Frage, das Silbernitrat.

Hat man alles gut gelernt, hat sich gut vorbereitet, findet aber in der Prüfung die Antworten nicht, obwohl man sie weiß, kommt Gelsemium D 1000 in Frage. Das schwarze Brett, der fehlende Zugriff auf das Gelernte. Auch Aethusa cynapium D 1000 hat Angst vor Prüfungen und ein Brett vor dem Kopf.

Prüfungsstress: Darmdruck = Argentum nitricum,
schwarzes Brett, kann Wissen nicht abrufen = Gelsemium, Aethusa.

Häufig scheint mir das Problem ganz anderer Natur zu sein. Ich glaube, dass Schüler und Studenten oft nicht verstehen, was der Lehrer wissen möchte, welche Antwort er auf seine Frage erwartet. Und wenn dann eine Antwort kommt, versteht der Lehrer nicht genau, was der Schüler damit sagen möchte.

Dieses gegenseitige Unverständnis scheint mir die Hauptursache für verhagelte Prüfungen zu sein, außer man hat schlecht gelernt und weiß einfach nichts.

Für diese Situation kann man vorher visualisieren, dass sich alle Sonnengeflechte aller im Raum Anwesenden in Form von Regenbögen miteinander verbinden, sodass es eine vegetative gegenseitige Verständigung geben kann. Die Intuition funktioniert dann und dazu gebe ich noch „gleiche Augenhöhe D 30", um das soziale Gefälle abzumildern. Diese Mittel habe ich deshalb im „Schulkomplex Z" untergebracht.

Durch Schul Komplex Z, hier wird das gegenseitige Verständnis gefördert.
Der Regenbogen zwischen den Sonnengeflechten / Nabeln führt zu einem guten intuitiven Verständnis. Für Prüfungen ein wichtiges Vorbereitungsmittel.

Zusätzlich gebe ich den Intuitions Komplex Z.

Argentum nitricum macht sich Sorgen um die Familie, Mütter verlangen von den Kindern, sich jeden Abend zu melden. Je tiefer das Problem, desto höher die Potenz.

32. Der Rosenthaleffekt

Was bereuen Sterbende am meisten? Sie bereuen, dass sie zu viele fremde Erwartungen erfüllt haben und zu wenig an sich selbst gedacht haben.

Der Rosenthaleffekt
Der deutschstämmige US amerikanische Psychologe Robert Rosenthal machte in den 30er Jahren Experimente mit Ratten, bei denen er prüfte, ob die Ratten auf unsere Erwartungen reagieren würden. Sie taten das sehr präzise. Dachten die Studenten, die Ratten wären schnell, waren sie schnell, dachten die Studenten, die Ratten wären langsam, waren sie langsam.

Das Experiment
Der amerikanische Psychologe Robert Rosenthal hatte diesen Effekt in folgender Studie untersucht: Studenten sollten ein Experiment durchführen, bei dem Ratten in einem Labyrinth den Weg zur Futterstelle finden mussten. Die eine Hälfte der Studierenden ließ Rosenthal im Glauben, ihre Ratten seien aufgrund von Züchtung besonders lernfähige Tiere, die andere Hälfte hielt ihre Ratten für besonders dumm. Die Auswertungen zeigten, dass sich dieses vermeintliche Wissen in den Ergebnissen des Experimentes niederschlug.

Der Pygmalion Effekt
Die heute meist weitergegebene Formulierung des Rosenthal-Effekts beruht aber auf einer kleinen Untersuchung des Leistungsstandes von Schülern in Abhängigkeit der Erwartungshaltung des Lehrers, wobei dem Lehrer eine ihm unbekannte Schulklasse übergeben und auf Grund einer willkürlichen fiktiven Vorbewertung von SchülerInnen tatsächlich eine messbare Verbesserung in Richtung der Erwartungen ermittelt werden konnte.

Dabei ist der „Rosenthal-Effekt" in der Folge nur in etwa 40 Prozent aller Studien bestätigt worden, wird aber dennoch als gesicherte Erkenntnis tradiert.

Verwendete Literatur

Stangl, W. (2023, 16. April). *Rosenthal-Effekt – Online Lexikon für Psychologie & Pädagogik*. https://lexikon.stangl.eu/7260/rosenthal-effekt.
https://de.wikipedia.org/wiki/Pygmalion-Effekt#Das_klassische_Experiment_von_Rosenthal_und_Jacobson

Was wollen wir erreichen?

Was wollen wir am Ende unseres Lebens erreicht haben? Falls diese Frage für uns Relevanz haben sollte, könnten wir uns hinsetzen und eine kleine Liste von mindestens zehn, höchsten dreißig Zielen erstellen, die wir in diesem Leben erreichen wollen. Ich hatte mit ca. 24 Jahren eine solche Liste erstellt, und bis auf wenige Punkte konnte ich alle Ziele erreichen. Wer keine Ziele hat oder sich setzt, kann diese auch nicht „einfach so" erreichen. Daher halte ich den Fokus der Lebensziele für sehr wichtig.

Bild für die Lebensbilanz

Falls man auf dem Sterbebett liegen würde und Gott sich an die Bettkante setzen würde und fragte, was man denn im Leben so gemacht hätte, wäre eine mögliche Antwort, „die Erwartungen der anderen erfüllt". Falls Gott fragt, was man denn für sich selbst getan hat, und welche Entwicklungen man durchlaufen hat, könnte man antworten: „Hast Du denn nicht zugehört, lieber Gott? Ich habe die Erwartungen der Eltern, des Partners, der Kinder des Arbeitgebers, des Finanzamtes und aller Bittsteller erfüllt, da war gar kein Platz mehr für meine eigenen Erwartungen. Diese habe ich alle zurückgestellt, zugunsten der Erwartungen aller anderen."

Gott könnte dann sagen, „Schade, für wen hast du Dich denn eigentlich in diesem Leben inkarniert, für Dich oder für die anderen? Du hast Dein Leben nicht genutzt und musst (leider) nochmal die Klasse des Lebens wiederholen. Das bedeutet, Du kannst noch einmal ein vergleichbares Leben wie jetzt bekommen. Nutze das nächste Mal Deine Chance für die eigene Entwicklung".

Es wäre eine Kritik wie im Neuen Testament – zwei Knechte wuchern mit 5 und 2 Talenten und wirtschaften das Doppelte heraus, einer mit einem Talent vergräbt es und holt es nach einem Jahr ohne Gewinn wieder aus der Erde. Der letztere wird kritisiert als „fauler und wenig dienlicher Knecht".

Die eigene Entwicklung

Das Wichtigste im Leben ist die eigene Entwicklung, die Entwicklung von Charakter und Persönlichkeit, von Fähigkeiten und Neigungen, um für sich und für alle zum Besten etwas aus dem Leben herauszuholen. Falls jemand meint, er habe keine Fähigkeiten, der kann zumindest alle Menschen anlächeln, egal, wie sie zu ihm stehen. Auch das ist eine Form, die Welt weiter zu entwickeln, wenn es denn an Fähigkeiten oder Materiellem fehlt, um eine große Entwicklung in Gang zu setzen.

Um diese eigenen Fähigkeiten zu entwickeln und den dazu benötigten Raum hierfür zu schaffen, gibt es den Rosenthaleffekt D 30. Diesen kann man unterstützend einsetzen.
Um die Erwartungen an das eigene Leben zu verstärken, gibt man Rosenthaleffekt D30, und kann damit mehr für sich selbst tun.

Link = https://www.bing.com/videos/search?q=rosenthal-effekt&docid=608029020152340281&mid=B75540EACB68D96B4B62B75540EACB68D96B4B62&view=detail&FORM=VIRE

33. Vorbereitung auf das Ableben eines geliebten Hundes

Wir nennen ihn Bello. Bello ist ein Rüde, ein Labrador - immer hungrig. Falls er so viel zu essen bekäme, wie er möchte, würde durch die Gegend rollen wie ein Pfannkuchen.
Frauchen kann sich aber kaum vorstellen, ohne ihn zu leben und die Tränen fließen jetzt schon, wenn sie auch nur daran denkt, dass er eines Tages ableben könnte.

Also schlage ich vor, wir könnten uns schon einmal jetzt, im Voraus, auf den Abschied vorbereiten, auch wenn er jetzt, da er erst 14 Jahre alt ist, vielleicht noch lange bei ihr bleiben wird und ihr erst eines fernen Tages aus den Augen kommen wird.

Zur Vorbereitung gebe ich das Mittel Stramonium, zum Loslassen, in der D 100 Mio.
Danach Familienaufstellung D 1000, weil er zur Familie gehört.
Für die unglaublich intensive Verbindung zwischen den beiden und dem Gefühl, wahnsinnig zu werden ohne den geliebten Hund, gebe ich Ignatia D unendlich für die Trauer, die Lösung einer unlösbaren Verbindung.
Dieser scheinbare Widerspruch ist das Wesen von Ignatia.

Konstitutionell gebe ich Pulsatilla D 100 Mio., auch um die Entschlusskraft zu stärken, durch das Unvermeidliche gut durch zu kommen.
Schließlich die Liebe zur Heimat und zur Familie: Calcium carbonicum D 100 Mio.

Die Trauer um den Verlust – Natrium chloratum D unendlich, und um ein Brechen (einen Bruch?) des Herzens zu verhindern: Rubin D unendlich und für die Depression, das Gefühl des Alleine Seins:
kleiner Bär sc D unendlich.

Wie reagiert ihr Magen? Clara bekommt Magenschmerzen.

Hierfür gebe ich Nux vomica D 30,
Sonnengeflecht D 30,
Merkur Pl D 30 (Verbindung der Hirnhälften) und
alle Meridiane D 30. (Ausgleich für alles).
Schließlich noch die
Hinderlichen Glaubenssätze D 1000.
Damit die befreienden Glaubenssätze die Überhand bekommen, klopfen wir am Dünndarm 3 ein:
Es ist gut, wenn Bello bei mir ist.
Es ist gut, wenn Bello da ist, wo seine Entwicklung weiter geht.
Ich mache Frieden mit den Gegebenheiten dieser Welt.
Für den Ärger über die Unstimmigkeiten dieser Welt gebe ich jetzt noch das Mittel für die ablehnende Haltung: Acidum nitricum D unendlich.

Jetzt hat sie abgeschlossen und kann sehen, wie Bello im Hundehimmel fröhlich ist, am Knochen nagt und ihr mit den Ohren fröhlich zuwinkt, es wäre dort alles wunderbar, es ist für ihn gesorgt und sie braucht sich keine Gedanken um ihn zu machen.

Der Abschied für das Ableben ist gut vorbereitet. Immer, wenn sie daran denkt, kommt ihr das Bild rein geschossen: Bello ist im Hundehimmel glücklich.

5. Beispiele für homöopathische Mittel

34. Der Haltungs Komplex Z

Wie kommen wir zu einer Haltung, die uns zu einem glücklicheren Leben führt? Das wäre eine Frage, die sich alle Religionen stellen, entweder genau so wörtlich, oder jedenfalls sinngemäß. Wie kann man sich das Leben so zurecht leben oder zurecht legen, dass es möglichst menschenwürdig zugeht und möglichst wenige Hindernisse aufbaut. Denn auch hier gilt: Was wir heute denken, reden und tun, ist die Grundlage dafür, wie die Welt morgen aussehen wird.

Lassen wir uns also auf faule Kompromisse ein, die eine spätere Generation ausbaden muss, ist das ein negativ gefärbtes Kapital, das wir der nächsten Generation hinterlassen, unter dem wir aber auch schon selbst morgen leiden können.
Sind wir in der Lage, uns positiv auszurichten, im Sinne gute Behandlung von uns selbst, von allen Menschen und auch von allen Kreaturen, könnte die Welt morgen schöner aussehen als heute. Das wäre das, was sich die Mehrzahl der Menschen mit Sicherheit wünscht.

Zu einer Haltung mit gutem Zukunftspotenzial würden folgende Einstellungen gehören:

Es gibt nichts zu tun, alles geht von selbst,
ich brauche nichts,
alles ist möglich,
ich gehe in die vollständige Akzeptanz
ich habe die richtige Sichtweise ohne Erklärungszwänge,
alles wird gut, alles ist gut.

Im Taoismus finden wir Sätze wie:
Das Rad funktioniert nur gut, wenn wir auf den Mittelpunkt des Rades zielen, dort, wo sich alle Speichen treffen und wo es einen Nullpunkt der Energie gibt.

35. Die Kaffeemaschine streikt im Kurs

Im April 2022 gaben meine Tochter Deborah Wolff und ich einen Kurs in Timmdorf in der Holsteinischen Schweiz. In dem großen Landgasthaus hatten wir einen großen Saal, alle Teilnehmerinnen waren engagiert und machten beim Kurs „klassische Mittel in der Homöopathie" gut mit. In der Kaffeepause gab es ein Problem. Die Kaffeemaschine klemmte, sprang nicht an und wollte uns ihren Dienst versagen. Wir waren hilflos, weil ohne Kaffee ja kein Kurs läuft. Zusätzlich gab es bei der Kasse an der Rezeption Schwierigkeiten, die Elektrizität funktionierte nicht mehr und die Kasse konnte nicht mehr bedient werden.

Als Kursleiter und Referenten waren nun Deborah und ich gefragt, wie wir das Problem lösen konnten. Wir besprachen uns und fanden, dass viele unserer sechs Teilnehmerinnen schmal und schlank waren, genau genommen eine Konstitution hatten, die leicht Silicea entsprechen konnte. Uns war schon seit Jahren bekannt, dass bei Silicea Patientinnen mit kalten Händen, kalten Füßen und einer überwärmten Stelle am Übergang von der Schulter zum Hals Computer still standen, Computer abstürzten oder ihren Dienst versagten, indem sie einfach stehenblieben und nichts mehr machten.

Konnte hier ein ähnlicher Vorgang stattfinden? Auch Kaffeemaschinen laufen heute mit Chips und haben elektronische Bauteile. Und wir hatten viel Silicea im Raum. Bei einem Router in Everswinkel hatte ich einmal ein großes initiales Erfolgserlebnis, da ich den Internetanschluss, der verloren gegangen war, wieder installieren konnte, indem ich den Router behandelt hatte.

Die Mittel von damals waren „Elektroklapparatismus D 30" und „gute Behandlung D 30".

Diese Mittel versuchten wir auch jetzt. Wir hielten unsere Handflächen zur Kaffeemaschine hin und sprachen diese beiden Mittel in Richtung Kaffeemaschine. Gleichzeitig konnten wir diese Frequenzen mit unseren Handflächen „senden".

Als wir die Kaffeemaschine wieder anknipsten, hielten wir alle die Luft an, weil wir gespannt waren, ob unsere Therapie erfolgreich sein würde. Tatsächlich, die Kaffeemaschine sprang an, und unser Kurs war gerettet.

Analog machten wir es auch bei der Kasse, die auch unter unseren Silizium haltigen Kursteilnehmerinnen gelitten hatte, die alle dort bezahlt hatten. Und so waren wir um eine interessante Erfahrung reicher, wie wir auch mit der scheinbar unbelebten Welt in eine energetische Beziehung treten können und auch hier homöopathische Potenzen hilfreich einsetzen können.

Da war also die interessante Erfahrung in unserem Silicea Kurs vom April 2022.

36. Pulsatilla bei Entscheidungsschwäche

Als Beispiel für den Weltmeister für Unentschlossenheit oder für Entscheidungsunfähigkeit möchte ich eine kurze Geschichte aus einem Kurs erzählen, bei dem uns das Mittel geholfen hat, eine Entscheidung sehr schnell treffen zu können.

Wir hatten an einem Tag einen Kurs über EMDR und sprachen über Enttraumatisierungen. Eine Kollegin hatte viel Kummer durchgemacht, einschließlich eines sozialen Abstiegs, der oft besonders schwer verkraftet wird. Diese Kollegin fragte ich also, welches ihre größte Kränkung in ihrem Leben wäre.

Da es viele Kränkungen gab, konnte sie sich aber nicht entscheiden, welche Kränkung sie jetzt hier vor dem Kurs vortragen sollte, um diese dauerhaft los zu werden. In dieser Situation kam mir und uns Pulsatilla zu Hilfe. Ich strich ihr Pulsatilla D 100 Mio. ein, und wenige Sekunden später schlug sie mit der Hand auf den Tisch und sagte: „Jetzt weiß, ich, was ich erzählen möchte".
Und schoss los mit einer schweren Kränkung, die wir alle gut nachvollziehen konnten, und von der sie dann mit Hilfe der EMDR befreit werden konnte.

Sie hatte sich bei dieser Situation in einem Krankenhaus befunden und hatte darum gebeten, nicht besucht zu werden, und wenn schon, auf jeden Fall nicht auch noch mit Begleitung.

Ihr Mann hielt sich aber nicht an diese Bitte und erschien – man kann es sich kaum vorstellen – mit einer Freundin, die er ins Krankenzimmer mitbrachte. Dieser Affront gab meiner Patientin „den Rest" und sie bekam einen Schock, der sich bis zum jenem Tag im Kurs gehalten hatte.

Verständlicherweise fühlte sie sich verlassen und betrogen und natürlich schwer gekränkt.

Für die Kränkung fanden wir dann das Mittel Ignatia D unendlich, für den Schock die Mittel vom Trauma Komplex Z, Opium C 1000, Türkis D 100 Mio., EMDR D 1000, und als Organpräparate den Mandelkern D 30 und das limbische System D 30.

Mit Hilfe dieser Mittel konnte sich dann der schwere Schock auflösen. Die Kontrolle erfolgte einmal durch den kinesiologischen Test am Arm, und einmal dadurch, dass sie das kränkende Erlebnis noch einmal erzählte. Das zweite Mal hatte sie so viel Abstand, dass alles wie aus einem Buch vorgelesen klang. Solche Änderungen in kürzester Zeit sind für alle Anwesenden immer sehr bewegend, weil man sehen kann, dass es Hilfe auch nach vielen Jahren von vergeblichen Versuchen geben kann.

37. Weltmeister Aconit

Aconit gehört neben Belladonna und Arnica zu den bekanntesten und am häufigsten verwendeten Mittel in der Homöopathie. Der deutsche Name für Aconit ist Eisensturmhut, weil seine knallblaue Blüte die Form eines Ritterhelmes hat. Eisensturmhut ist eine mächtige Persönlichkeit, der ich in den Schweizer Alpen selbst begegnet bin. Als lebende Pflanze scheint sie eine besondere Kraft zu besitzen. Sie hat die giftigste Wurzel aller europäischen Pflanzen und hat insofern auch die Macht über Leben und Tod. Als ob das keine besondere Signatur wäre!

Aconit ist das Mittel für akute Entwicklungen wie schnell steigendes Fieber, es ist das Mittel für Plötzlichkeit und Heftigkeit, und es ist der Weltmeister bei Todesangst, hier oft in der höchsten Potenz verwendet, in der D unendlich. Aconit sagt die Todesstunde voraus und ist ein Mittel der Mitternacht.

Ein Beispiel für Aconit
Unser Sohn erschien nachts um 12 bei mir und sagte, „Ich habe Bauchschmerzen, wir müssen sofort ins Krankenhaus fahren, sonst sterbe ich".
Ich sagte, ich mache noch den Computer aus und gab ihm Aconit D 200. Er legte sich aufs Sofa, die Bauchschmerzen verschwanden in den nächsten 5 Minuten.

In der Hoffnung, dass Aconit sofort wirken würde, hatte ich meine Arbeiten am Computer fortgesetzt, und nach einiger Zeit, vielleicht nach 15 Minuten, fühlte ich einen Schatten hinter meinem Rücken vorbeiziehen, die Treppe hinaufgehen, und damit war das scheinbare Drama bereits beendet.

Am nächsten Tag wusste er kaum noch, was sich nachts abgespielt hatte.

Hier war die Anzeige für Aconit wegen des plötzlichen Auftretens von heftigen Schmerzen gegeben und dem Gefühl, sterben zu müssen.

Der Weltmeister für Todesangst hatte hier und in zahlreichen folgenden Fällen eine sehr gute Arbeit geleistet.

38. Hirnhautverziehung

Die Osteopathen haben herausgefunden, dass auch kleine Veränderungen in der Spannung der Hirnhäute erhebliche Beschwerden verursachen können. Häufig kommt es in der Jugend zu Hirnhautverziehungen, nämlich nach Stürzen vom Roller, vom Fahrrad oder vom Pferd. Diese Verziehungen äußern sich nach Jahren oder nach Jahrzehnten in Gelenkschmerzen. Zusätzliche Ursachen für Gelenkschmerzen sind aus meiner Sicht eine regionale Übersäuerung und eine regionale Entzündung.

Lange dachte man, die Verzahnungen zwischen den vierzehn Schädelplatten, die dann unsere Kalotte ausmachen, seien im Erwachsenenalter „zusammengewachsen". Diese Verzahnungen sind sehr fein, im anatomischen Präparat gut zu sehen, und weil die Verzahnung wie bei einem Meandermuster schlingenartig ausfällt, können die Platten auch nicht auseinandergezogen werden. Erst die Osteopathen haben bewiesen, dass die Hirnhäute bis in diese Verzahnungen reichen und dass diese Verzahnungen also nicht zusammengewachsen sind im Sinne einer „knöchernen Verbindung", sondern durch die Hirnhäute getrennt sind.

Welche Konsequenzen haben solche Beobachtungen für die Praxis?

Wenn wir eine Schädelprellung oder eine Schädelfraktur haben, können die Hirnhäute verzogen werden, was Konsequenzen für die gesamte Wirbelsäule hat und was in späteren Jahren zu Gelenkschmerzen im Bereich der Hüften, Knie und Knöchel führen kann.

Die Verziehungen der Hirnhäute können durch Spannungsänderungen in der Wirbelsäule in späteren Jahren zu Hüft- und Knieschmerzen führen.

39. Drei Diagnosen – eine Ursache

Aus meiner Sicht ist die Ursache für Fibromyalgie, für Depressionen und für die schwere Erschöpfung (Burnout) ein Übermaß an Kränkungen, das nicht mehr kompensiert werden kann.

Viele Patienten kommen mit diesen Kränkungen, die sie krank gemacht haben und wünschen sich nichts mehr, als wieder in die alte Aktivität und Schaffenskraft zurück zu finden.

Hierzu gibt es zwei Bemerkungen, gewissermaßen eine gute Nachricht und eine schlechte Nachricht. Die gute Nachricht heißt, dass man „nur" die Kränkungen auflösen muss, um seine chronischen, schmerzhaften Beschwerden loszuwerden. Die schlechte Nachricht bedeutet, dass die meisten Patienten nicht in der Lage sind, genügend Vergebungsarbeit zu leisten, um die Kränkungen dauerhaft aufzulösen.

Um Kränkungen aufzulösen, kann man folgende Mittel – entweder als Vorbereitung für eine enttraumatisierende Sitzung oder als dauerhafte Therapie – geben.

Ignatia D unendlich hilft, schwere Kränkungen aufzulösen.
Staphisagria D 1000 kann Demütigungen auflösen.
Für die physische und verbale Gewalt benötigen wir die Mittel Stramonium D 30 und Hyoscyamus D 30 und höher.
Schließlich gebe ich noch zusätzlich den Vergebungs Komplex Z, um die Vergebungsarbeit zu erleichtern.
Da die meisten Kränkungen sich im familiären Bereich ereignen, gebe ich noch die Familienaufstellung D 1000 hinzu.

Trotz dieser erleichternden Vorbereitungen gelingt es oft nicht, einen tief sitzenden Hass, Rachegefühle und andere Momente der schweren Kränkung aufzulösen, die später zum Abbruch von familiären Kontakten und engen Freundinnen und Freunden geführt haben.
Vergebung kann man auch nicht erzwingen, sondern man überlegt sich die befreienden Glaubenssätze und brütet langsam, aber sicher die Vergebung aus.

Schließlich kann man noch eine philosophische Überlegung anstellen, um die Vergebungsarbeit zu erleichtern.

Man fragt sich, wem der tief sitzende Groll oder Ärger denn nützt oder schadet. Er nützt niemandem, den anderen nicht und sich selbst nicht. Und Schaden? Er schadet nur einem selbst. Falls man bis hierher folgen konnte, wäre die Frage, wenn er nur dir selbst schadet, der Hass, die Abneigung, die Wut, der Zorn, die Eifersucht, würdest Du Dir etwas Gutes tun, diese seelenzerfressenden Gefühle langsam aber sicher los zu lassen.

Falls der Patient bis zu dieser Erkenntnis kommt, kann man den nächsten Schritt wagen und fragen, welches denn die größte und schwerste Kränkung im Leben war. Falls wir also diese schwere Kränkung mit Hilfe der oben genannten Mittel und mit Hilfe einer Enttraumatisierung, einer EMDR nach Shapiro, auflösen könnten, wäre allen anderen kleineren, leichteren Kränkungen die Kraft genommen, und es stellt sich unmittelbar nach der Enttraumatisierung eine erhebliche Erleichterung ein. Oft ist sie so intensiv, dass ein schallendes Lachen folgt, mit Hilfe dessen die letzten Reste der Kränkung aus dem Herzen heraus gelacht werden.

40. Lachesis

Das kraftvollste Mittel zum Schluss.
Heißt es Lachesis mutus oder muta? Diese Frage wurde in verschiedenen Repertorien unterschiedlich beantwortet, da der Buschmeister, die größte Schlange von Südamerika, anscheinend männlich und weiblich sein kann. Da es sich hier um eine altgriechische Göttin handelt, muss es Lachesis muta heißen. Aber wie ist denn dann die Betonung? Láchesis oder Lachésis? Beide Betonungen habe ich von verschiedenen Dozenten schon gehört. Die Form der Göttin heißt tatsächlich Láchesis, das Mittel wird also so betont wie im Deutschen das Wort Lachen. Die Betonung liegt auf dem „a".

Die ausführlichste Schilderung von Lachesis findet man bei Catherine R. Coulter in „Portraits homöopathischer Arzneimittelbilder". Ein Leitsymptom besteht in der Überempfindlichkeit am Hals: fragt man, ob ein oberster Knopf geschlossen werden könnte, kommt ein heftiges nein zur Antwort, oft verbunden mit der Bewegung, also ob man eine Halskette zerreißen wollte. Aus meiner Sicht ist Lachesis das wirksamste und kraftvollste Mittel in der Homöopathie. Auffälligerweise ist immer die linke Körperseite empfindlicher und stärker betroffen als die rechte Seite. Bedauerlicherweise korrespondiert die Linksseitigkeit auch mit einer gewissen Linkheit, das heißt, Lachesis-Patientinnen sind an Machtspielchen interessiert, neigen zu Intrigen und haben manchmal bösartige Erkrankungen wie einen Abszess in der linken Leiste oder Brustkrebs linksseitig. Da sie viel Hitze haben, tragen sie auch im Winter auch oft kurzärmlige Kleidung. Bei den Menses gibt es eine Besonderheit, die man mit Lachesis häufig gut beheben kann: die Dysmenorrhoe. Die Schmerzen im Unterleib beginnen vor der Blutung und hören mit Beginn der Blutung schlagartig auf.

Ein Beispiel:
Eine Mutter einer Klassenkameradin eines meiner Kinder wollte mich 1991 in die Ortenberger Gesellschaft einführen. Dabei war ihr Redestrom nicht zu unterbrechen, so dass ich gezwungen war, etwa eine Stunde lang reiner Zuhörer zu sein. Dabei erzählte sie auch von einem Abszess in der linken Leiste, den ich mit einem einzigen Globulus Lachesis D 1.000 für wenigstens sechs Monate auflösen konnte.

Eine andere Patientin bekam 24 Stunden nach 5 Tropfen Lachesis D 30 (Firma Reckeweg) einen Blutdruckabfall, sodass sie nicht zur Arbeit gehen konnte. Nach einem Tag war alles wieder in bester Ordnung. Eine Woche später trafen wir uns wieder, und damals zeigte sie mir – nach den Tropfen von Lachesis D 30 entstanden – zwei kleine Einstiche am linken Handgelenk, die von einer Schlange hätten stammen können. Hier gab es also eine Reaktion, die genau zu Lachesis passte, die aber so viel ich weiß, literarisch nie dokumentiert wurde. Diese Frau hatte drei Schlangenerlebnisse auf drei Kontinenten gehabt, war aber nie gebissen worden.

Schließlich gibt es noch den Lachesis Test nach Dr. Zeeden. Hierbei drücke ich mit der rechten und linken Hand auf beide Oberarme der Patientin – die weitaus meisten Patienten, die Lachesis benötigen, sind weiblich – zunächst eher sanft und möglichst links und rechts mit der gleichen Kraft. Dann frage ich – möglichst neutral wie immer - „Spüren Sie meine Hände rechts und links genau gleich?". Patientinnen mit den konstitutionellen Aspekten von Lachesis geben so gut wie immer an, dass der linke Arm empfindlicher sei, mehr schmerze oder der Druck unangenehmer sei.

Gibt man dann Lachesis D 30 als Stirnstrich (oder als Globuli), kann man nach wenigen Minuten den Test wiederholen, und erfährt dann – zum großen Erstaunen der Patientin und auch von mir – dass der Ausgleich stattgefunden hat und rechts und links genau das Gleiche empfunden und gefühlt wird.
Diese beiden Tests, vorher und nachher, zeigen zwei Dinge: Einmal, der Stirnstrich funktioniert, und zweitens, die Reaktion ist meistens sehr schnell.

Lachesis ist eine Schlange und reagiert oft sehr schnell, und so reagieren auch Patientinnen sehr schnell auf dieses großartige Mittel.

Weitere Aspekte zur Konstitution von Lachesis
Lachesis Patientinnen berichten häufig davon, dass sie sich geteilt fühlen, links ist alles empfindlich und krank, rechts ist alles normal und stabil. In der konventionellen Medizin wurden solche Berichte nie ernst genommen, weil wir kein physiologisches Korrelat für eine „Teilung in der Mitte" kennen.

Zusätzlich gibt es bei Lachesis auch eine Gefühlsteilung! Liebe oder Hass, aber dazwischen gibt es oft gar nichts. Befreundet sich ein Lachesis – Kind mit einem anderen Mädchen, wird es von diesem Mädchen dann vollständig eingenommen, und Lachesis lässt dann auch nicht zu, dass ihre Freundin weitere Freunde haben darf. Es fühlt sich also so an, als ob eine Freundin eines Lachesis Mädchens von diesem vereinnahmt wird. Wehrt sich die Freundin gegen diese Inbesitznahme, kommt es zum Bruch und zum Hass.

Die Eifersucht, die Lust, Macht auszuüben und auch missbräuchlich auszuüben sind Eigenschaften, die sich vor allem bei Lachesis finden. Insofern ist Lachesis das Hauptmittel bei Mobbing, Machtmissbrauch, Übergriffigkeit und Intriganz.
Der Redefluss, die Redseligkeit, aber auch das schnelle Reden, das sich kaum unterbrechen lässt, ist charakteristisch für Lachesis. Auch hier gibt es eine schöne Testmöglichkeit, um sicher zu gehen, dass wir es mit dem Mittel Lachesis zu tun haben. Wir können zum Beispiel, falls wir überhaupt zum Reden kommen, einen Satz etwas langsam beenden, mit den beiden letzten Worten zögern. Lachesis als blitzschnelle Denkerin kann es nicht unterdrücken, für den Sprecher, der viel zu langsam spricht, den Satz schon mal selbst zu ergänzen um dann sofort das Wort zu ergreifen und selbst fortzufahren.

Oft hilft nur, am Ende der Sitzung langsam aufzustehen, die Patientin vorsichtig unterzuhaken, während sie wie ein Wasserfall weiter spricht, und sie zur Türe hinaus zu begleiten und an der Rezeption „abzugeben", wo sie vermutlich dann ihr Thema noch weiter ausbreitet, bis ihr klar wird, dass die Sitzung zu Ende ist.

Bei allen diesen etwas obskuren Eigenschaften ist Lachesis meistens faszinierend, nett, angenehm und keineswegs unsympathisch. Dennoch ist Vorsicht geboten. Lachesis ist schnell, machtbewusst und kann auch schnell zubeißen.

Literaturverzeichnis

Killian, Hans, Hinter uns steht nur der Herrgott, Kindler, 1972, Anekdote 2
Das, Surya, tibetische Weisheitsgeschichten, Anekdote 5, 18
Kübler – Ross, Elisabeth, Interview mit Sterbenden, Anekdote 8
Schiller, Friedrich von, Gedichtband, Anekdote 18
Singh, Shiva, Das Glück eines reichen Mannes, Anekdote 18
Sinoué, Gilbert, die Straße nach Isfahan, Anekdote 20
Brahm, Ajan, der Elefant, der sein Glück vergaß und die Kuh, die weinte, Anekdote 28
Coulter, Catherine R., Portraits homöopathischer Arzneimittelbilder, Haug Verlag, 1988, Anekdote 40

Technische Daten, Zugang zu den Einzelmitteln und den Komplexmitteln

für Deutschland:

Burgapotheke
Frankfurter Str. 7, 61462 Königstein
Inhaber: Uwe Rose
Telefon 06174 - 9929500
c.voss@apotheke-koenigstein.de

Apotheke am Mainzerhofplatz
Mainzerhofplatz 14, 99084 Erfurt
Inhaberin: Jana Kanan
Telefon 0361 – 64 31 836
apo.mainzerhofplatz14@gmx.de

für Österreich:

RA – Essenzen
Baumgarten 20, A – 4209 Engerwitzdorf
Österreich
Inhaberin: Annette Rabeder
Telefon 0043 – (01)732 24 44 12
office@ra-essenzen.at
www.ra-essenzen.at

für die Schweiz:

Maria Zemp
Gütsch 12, CH – 6139 Willisau
Schweiz
0041 – (01) 79 – 422 03 79
mzemp@abix.ch

Informationen zu den Komplexmitteln:

Dr. med. Heinrich Zeeden
Poelring 26, 23560 Lübeck
HZeeden@gmx.de

Lieferbare Skripte

Bestellung beim Autor, HZeeden@gmx.de
und bei Annette Rabeder, office@ra-essenzen.at.

Die in Klammern gesetzten Zahlen bedeuten den Preis in Euro.

Alpha Kurs (10)
Alphatechniken, Einführung ins Thema (10) 2105
Alphatechniken in der homöopathischen Sprechstunde (10) 2021
Ausleitung (10)

Edelsteine in der Homöopathie (20)
Einstieg in die Homöo – Kinesiologie (10) 2015
EMDR (10)
Erklärungen zur Homöo – Kinesiologie (10)

Hausapotheke nach Dr. Zeeden (10)
Haut in der Homöopathie (05)
Die Homöo – Kinesiologie (20)
die Homöo – Symptomologie (10) 2016

Impfnebenwirkungen (10)

Kinesiologie, Einführungskurs (10)
Kinesiologie, diagnostisches und therapeutisches Werkzeug
Kinesiologische Mudratestung (Systematik) 20)
Kinesiologische Übungen (10)
Kompendium der Komplexmittel (10) 2016
Krebsbehandlung in der Homöopathie – die Banerji Protokolle (10) 2018

Lehrbuch der Homöo – Kinesiologie (15)
Lieblingsfarbe und Schrift nach Dr. H. V. Müller (20)

Neue Mittel in der Homöopathie (30) 2015
Neuraltherapie (05)

Planeten und Sternzeichen in der Homöopathie (10)

die Sehgal Methode (20)
Sterbevorbereitung (10)
Sucht aus homöopathischer Sicht (10)

Ultima Ratio (10)

Hausapotheke nach Dr. Zeeden,
Auswahl von 60 Mitteln, 450 Euro,
Dazu passende Filztasche = 60 Euro. Gesamt = 510 Euro.

Komplexmittelapotheke nach Dr. Zeeden,
Auswahl von 115 Mitteln, 870 Euro,
Zwei dazu passende Filztaschen = 120 Euro. Gesamt = 990 Euro.

Bücher von Heinrich Zeeden:

Bestellung bei db-Buchshop.de
Abenteuer Homöopathie Band 1 (19,95),
Abenteuer Homöopathie Band 2 (25,95)
Abenteuer Homöopathie Band 3 (19,90) – Bestellung Info@BoD
Abenteuer Homöopathie Band 4 (19,90) – Bestellung info@BoD
Systematik der Homöo – Kinesiologie (16,90)
Repertorium der Homöo – Kinesiologie (24,95)
Alphatechniken in der Praxis (24,95)

Nachdenken auf dem nördlichen Jakobsweg, neue Auflage, 203 Seiten, 24,95 Euro.

Lieferbare DVDs zu den Kursen

Bestellung beim Autor, HZeeden@gmx.de
und bei Annette Rabeder, office@ra-essenzen.at.

DVDs, die von Kursen aus dem Jahr 2010 erstellt wurden.
DVD – Herstellung: Sebastian Hirsch,
DVD – Vertrieb: Heinrich Zeeden und Annette Rabeder.

Die in Klammern gesetzten Zahlen sind die Preise.

Alpha (01) (35 Euro)
Alpha (02) (35 Euro)
EMDR (35 Euro)
Homöo – Kinesiologie (45 Euro)

Kinesiologie (35 Euro)
Neue Mittel in der Homöopathie (35 Euro)
Sehgal Methode (35 Euro)
Sternzeichen und Planeten (35 Euro)

Lieferbare Musik – CDs

komponiert von Heinrich Zeeden
Klavierstücke im klassischen Stil

Pianisten: Johan Lee, Korea und
Oliver Bunnenberg, Deutschland,
Nina Buchholz, Flöte

2 Sonaten in C – Dur und F – Dur, Bachvariationen, acht kleine Stücke.
2 CDs in einer Kassette (20)

28 Variationen über ein Totentanzlied, 2016
1 CD in einer Kassette (10)

14 Variationen über ein eigenes Thema, Intermezzo
1 CD in einer Kassette (10)

18 Bagatellen,
1 CD in einer Kassette, Spielzeit 62 Minuten (10).

Kammermusik von Heinrich Zeeden
2 Sonatinen für Flöte und Klavier,
Andantino für Flöte und Klavier,
Klaviertrio,
Kinderflötensonate
1 CD, Spieldauer 55 Minuten, (10)

Lebenslauf von Dr. Heinrich Zeeden in Stichworten

1970 – 1976	Studium der Medizin in Tübingen, Saarbrücken, Wien und Lübeck.
1977 – 1979	Assistenzzeit in Chirurgie, Innerer Medizin, Tropenmedizin, Gynäkologie und Geburtshilfe für einen Einsatz in Tansania
1980 – 1981	Distrikthospital in Nzega, Tansania,
1981 – 1982	Missionshospital in Ndanda, Tansania
1982 – 1985	Dinslaken, Weiterbildung Innere Medizin,
1985	Praxisassistent, Landpraxis in Bosau / Plöner See
1985 – 1987	St. Andreasberg / Harz, Weiterbildung Innere Medizin, Schwerpunkt Magen – Darm / Gastroenterologie
1987 – 1990	Rheumaklinik Bad Bramstedt

Diplomabschlüsse in Neuraltherapie, Akupunktur und Naturheilkunde.

Leitende Funktionen:

1991 – 1996	Klinik Benediktusquelle, Ortenberg – Selters, Chefarzt des ärztlichen Dienstes der LVA (DRV) Hessen
1997 – 1998	Klinik Sonnenblick, Marburg, Oberarzt Innere Medizin
1998 – 2010	Kinzigtalklinik, Bad Soden – Salmünster, Chefarzt der internistischen Abteilung LVA (DRV) Hessen

Kursreferent für Neuraltherapie, Akupunktur, Homöopathie, Kinesiologie, EMDR, mentale Techniken und Homöo – Kinesiologie

2011 – 2023	private Praxis in Lübeck,
2023	Schließung der Privatpraxis,
2023	Eröffnung einer Praxis für Lebensberatung.

HZeeden@gmx.de
www.h-zeeden.de

Anleitung: Stirnstrich

Der Stirnstrich dient dazu, die heilende Information in das System des Patienten zu übertragen. Über das sogenannte dritte Auge an der Stirn kommen diese Informationen sehr gut ins System und wirken dort wie bei der Einnahme von Globuli, die diese Information tragen. Dies ist eine effektive Methode, um mit Informationen zu heilen, ohne etwas einnehmen zu müssen.
Stirnstriche kann man von anderen erhalten oder sich selbst geben.
Beim Stirnstich streicht man mit dem Daumen zweimal von der Nasenwurzel über die Stirn zum Haaransatz hoch. Beim ersten Mal sind die Augen geöffnet, beim zweiten Mal geschlossen. Dabei spricht man das Mittel aus, was gegeben werden soll und ergänzt es um den Zusatz: „geht in der optimalen Dosierung hinein".
Augen öffnen:
„[Mittel] geht in der optimalen Dosierung hinein."
Augen schließen:
„[Mittel] geht in der optimalen Dosierung hinein."

Beispiel mit Arnica D 30

Augen öffnen:
„Arnica D 30 geht in der optimalen Dosierung hinein."
Augen schließen:
„Arnica D 30 geht in der optimalen Dosierung hinein."

So hat man statt Globuli die eigenen Hände genutzt, um zu heilen.

Wenn man ein Mittel wieder aus dem System entfernen möchte, weil es zum Beispiel eine zu starke Erstreaktion ausgelöst hat, kann man diese wieder herausstreichen. Man streicht dabei vom Haaransatz runter zur Nasenwurzel.
Augen öffnen:
„[Mittel] geht in der optimalen Dosierung hinaus."
Augen schließen:
„[Mittel] geht in der optimalen Dosierung hinaus."

Stirnstrich, wenn mehrere Mittel direkt hintereinander gegeben werden:

Augen öffnen:
„Alle Mittel gehen in der optimalen Dosierung hinein."
Augen schließen:
„Alle Mittel gehen in der optimalen Dosierung hinein."
Dann nur noch:
Augen geschlossen: „[Mittel 1]"
Augen geschlossen: „[Mittel 2]"
Augen geschlossen: „[Mittel 3]"

Bis alle Mittel eingestrichen sind.

Diese Anleitung wurde der Webseite „www.homoeopathie-wolff-luebeck.de" von Dr. Deborah Wolff mit freundlicher Genehmigung entliehen.

Danksagung

An dieser Stelle möchte ich allen meinen Patienten danken, die ich behandeln durfte, und mit deren Hilfe ich neue Erkenntnisse und Erfahrungen sammeln durfte.

Danke an meine KollegInnen, Freunde und Helfer, die mein Werk immer wieder genau durchgesehen haben. Hierzu zählen Frau Dr. med. Deborah Wolff, meine Tochter, die ebenfalls Homöo – Kinesiologie betreibt, und Frau Sonja Gröber, Heilpraktikerin und Schülerin, die alle Kapitel noch einmal genau durchgegangen ist. Zusätzliche Anregungen erhielt ich von Frau Sigrun Burggräf und Frau Christel Krätzer.

Danke an den ctv-verlag in Lübeck, der mich exzellent betreut hat.

Heinrich Zeeden,

Lübeck, den 26.03.2023